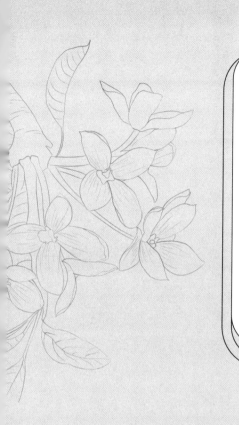

# 医生推荐的中医养生驻颜宝典

主编　马小丽
（美）苏　红

U0319576

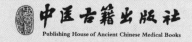

中医古籍出版社
Publishing House of Ancient Chinese Medical Books

**图书在版编目（CIP）数据**

医生推荐的中医养生驻颜宝典 / 马小丽，（美）苏红
主编 . -- 北京：中医古籍出版社，2021.12

ISBN 978-7-5152-2365-0

Ⅰ . ①医… Ⅱ . ①马… ②苏… Ⅲ . ①美容—中医学

Ⅳ . ① R275

中国版本图书馆 CIP 数据核字（2021）第 257995 号

## 医生推荐的中医养生驻颜宝典

马小丽 （美）苏 红 主编

| | |
|---|---|
| 策划编辑 | 姚 强 |
| 责任编辑 | 吴 頔 |
| 封面设计 | 蔡 慧 |
| 出版发行 | 中医古籍出版社 |
| 社 址 | 北京市东城区东直门内南小街 16 号（100700） |
| 电 话 | 010-64089446（总编室）010-64002949（发行部） |
| 网 址 | www.zhongyiguji.com.cn |
| 印 刷 | 廊坊市靓彩印刷有限公司 |
| 开 本 | 710mm×1000mm 1/16 |
| 印 张 | 12.25 |
| 字 数 | 170 千字 |
| 版 次 | 2021 年 12 月第 1 版 2021 年 12 月第 1 次印刷 |
| 书 号 | ISBN 978-7-5152-2365-0 |
| 定 价 | 49.00 元 |

# 《医生推荐的中医养生驻颜宝典》编委会

主　编　马小丽　（美）苏　红

编　委　戴　利　韩　崧　刘　影　高新爽
　　　　高　虹　丁浩楠

谨以此书献给我的女儿 Alina，是你促使我在繁忙的诊疗工作之余，努力完成这本书，希望你们这一代年轻人在接受国际视野、走向世界的同时，能够不忘记本民族文化的"根"，以中华民族悠久的历史、丰富的文化、独特的审美为傲，以我们炎黄子孙黑头发、黑眼睛的美为自豪。

——马小丽

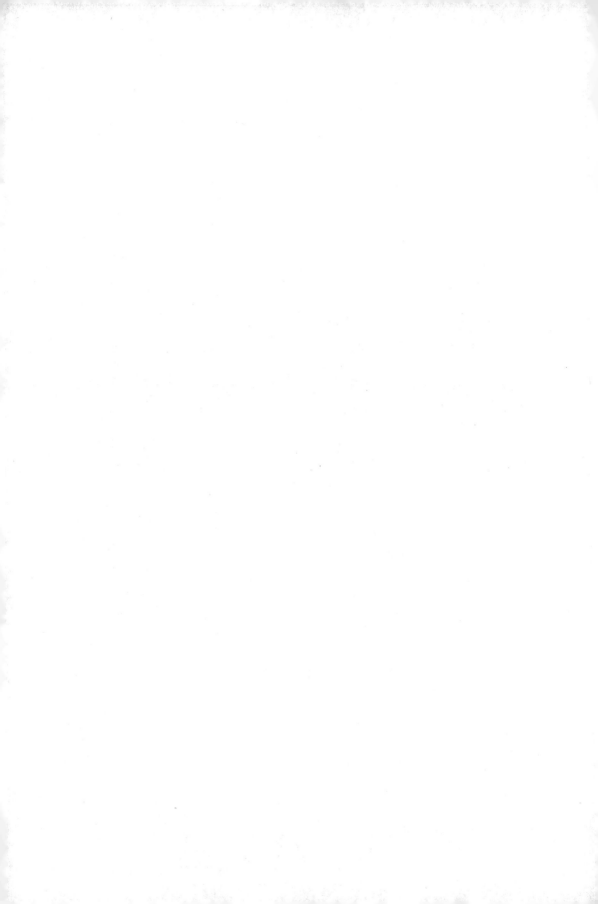

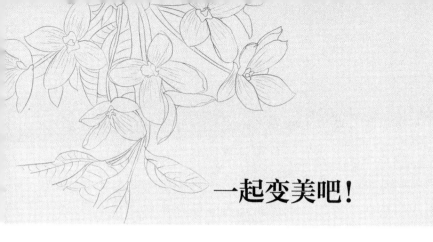

# 序

## 一起变美吧!

　　我和马小丽医生结识与我在中央人民广播电台主持的健康节目"健康到家",细细想来,认识也有七八年的样子。初识只知道她是北京同仁医院中医科的专家,因为工作的原因我每天都要认识新的医生嘉宾,但马小丽医生只来了一次就给我留下了深刻印象。因为她跟传统意义上的中医不太一样,不是照本宣科谈病,她关注和研究的全是生活里特别细碎的"小事儿",但真的非常有用。让我印象深刻的是第一次直播完,她就看出了我脸上的表情纹和法令纹的问题,告诉我平时应该注意什么,会避免这些小细纹的滋生……然而就是这小而贴心的 tips,让我们越走越近,从节目上的嘉宾变成了生活中的朋友。

　　我的朋友也是我工作中创意和策划的智囊团,马小丽医生就是其中之一。随着相熟起来,聊得多了,我会设计一些更适合她的话题和内容放到广播中,一起策划了"劳动女性变美系列""减肥轻身代茶饮,你了解吗"等系列节目,切口小,实用性强,受到听众的一致好评。听到她用甜美的声音介绍从古代医书典籍里选取的轻身减肥方,古方今用的适用人群和禁忌等内容,这些已经不单单是在做健康科普而是在弘扬中华民族特有的中医文化。通过她的介绍,真正领会到了祖国传统医学的博大精深。

　　从 2020 年开始,马小丽医生在写一本教给大家变美的书,成稿的过程也是几经周折，改变医学专家论文似的写作变成老百姓爱读爱看的文字，确实是推翻自我、重塑自我的过程，不容易。这其中的艰辛，我是见证者。今年2月份，马小丽医生跟我分享了她的好消息，书稿几次修改，终于要出版了！真心替她高兴，她让我写荐序，思来想去，我觉得爱美、喜欢美好的事物、研究怎样健康科学的变美是每个人一辈子的功课，没有年龄和性别的界限，只有一颗求美的心！如果你也跟我一样，那就简单粗暴地"买它"，让我们一起变美吧！

中央人民广播电视台　尹媛
2021年3月于北京

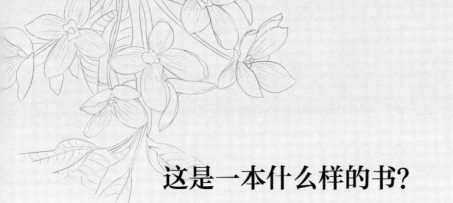

# 这是一本什么样的书？

在本书的写作过程中，我经常反复问自己，这是一本什么样的书？在同仁医院工作的20多年，我经常观察和思考疾病的发生、发展和转归，也经常有病人向我询问中医养生抗衰的秘诀，为什么有的人老而不衰，有的人多病缠身，人类是否有办法保持健康，不生疾病……长生不老自然是不可能实现的，即使像中医这样传承几千年的医学也达不到这样"宏伟"目标，但是，在现代医疗进步的今天，百岁老人已不再是梦想，如何老而不衰，健康有质量地活到100岁，却是有可能仔细思考，早做规划而实现的事情。衰老不是一夜之间到来的，疾病往往也觊觎你很久，最后一点点吞噬你健康的机体。作为医生，我们经常着力于治疗已酿成的疾病，而忽视疾病发生的前期，我们的工作似乎应该再往前走一步，在疾病未形成时，就去截断走向疾病的过程，而且，我们研究的每一个热门疾病背后，都是一个活生生的个体，在我们研究疾病本身时，我们也要思考它的"宿主"为什么会给它提供产生的温床，如果帮助"宿主"保留住最美最健康的生命状态，自然会远离疾病，防患于未然，就不会有后续疾病的痛苦，也节省了后期医生大量花费在疾病上面的时间和精力，如果我们教会每个患者健康美丽的方法，医生会更轻松一点，医患矛盾也能更少一些，患者也会更幸福一些，这些想法促成了我写作此书的初衷。我始终相信健康的主动权最终应该掌握在患者手中，而不在医生这里，医疗进行和研究的全程都不应该是医生一个人的战斗，只有带动患者一起参与到疾病的防控和身体的保健中来，我们才能实现医学目标，因此，与其忙碌地事后修补，不如未雨绸缪，将更多的精力投入到帮助患者掌握健康的方法，引导患者如何健康生活中去。

本书中部分内容来源于我在中央人民广播电台和纽约中医论坛中医美容讲课的分享，还有我在线下一些大型机构的专题讲座，相比那些疑难杂症的学术演讲，我经常会感觉这些防患于未然的讲座更受民众欢迎。当前的中国是一个高度发展的经济体，人们在时代洪流的裹挟下，匆忙前行，无暇顾及个体的感受，一些重实用胜过重品质，重结果甚于重过程的短视，造成很多人以健康为代价追求所谓的"成功"，身为医生，目睹太多这样的案例，非常惋惜生命的被摧残，作为医者，我永远关注的是每一个具体的个体生命，有没有拥有健康的身心，有没有充分享受生命的美好，有没有在人生灿烂的时候绽放，在生命凋谢时毫无遗憾的谢幕，圆满走完丰富的一生……这本书就是帮助我诸多亚健康或不健康的朋友，发现生活的美，认识生命的美，掌握健康与美的一本书；是献给我众多男性、女性朋友的一本书，帮助你们在求美路上不要走弯路，健康和美丽兼得的书，看到一代又一代追求健康和美的人们，前仆后继，做出的勇敢牺牲和无畏的付出，我真是非常佩服，有些完全大可不必，生命自有它的规律，美的前提是健康，顺应生命的节奏，合理养生，追求健康，年轻化的容颜和美只是水到渠成的事；这也是一本可以送给父母们、姐妹们，爱人和女儿的书，在医生的眼中，没有什么比健康和美的分享与传承更为有价值。

苏红医生20世纪90年代就去了美国，人生的青年、中年，职业生涯最丰沛的时节都放在了纽约，身处两种截然不同的文化体系内，割裂、冲突到最后安之若素，我一直很欣赏她的包容、坚强和乐观，我们曾经讨论国内当下一些年轻人对传统养生的偏见，曾经希望一起讲讲这种东西方保养冲突背后的原因，比如，女性产后是不是不用"坐月子"，例假期是不是可以喝冰水，更年期是不是直接补雌激素就万事大吉了，等等，这些颠覆中医女性养生的现代观点是否真实，希望她从30年的西方临床实践上说一说，西方主流社会真的是这样推广而且很受益吗？如果是这样，随着时代的进步，中医的一些理论就应该做与时俱进的改正。由于事务繁忙，我们俩最终放弃了这个广泛尖锐的选题，合作了这本比较中庸温和的书，它既有现代医学的机理研究，也有我们民族审美的变迁和美容化妆历史的回顾，推广的是当代中国和海外，中医具有优势的技法和理论，既可以帮助中医从业人员开展中医美容执业，也可以方便爱美人士自行健康养护，是一本具有一定专业水准的"科普"书籍。

在本书的写作过程中，要特别感谢美国中医药学会的王少白医生，他无私地向我介绍了"糖针"的理论技法，用20多年海外行医的实践证实在针灸治疗中，疗效和舒适感完全可以并存，我很荣幸将这一技法从海外带回国内，事实证明在美容治疗中"糖针"完全有不亚于传统针灸的效果，在本书中我也第一次将"糖针"美容的应用介绍给读者，希望能早一天拜读到"糖王"的大作，看到"糖针"在更多疾病治疗中的应用。苏红医生在海外开展美容治疗多年，在本书中她将在美国执业实践总结的美容针雕技法分享给大家，这种让人耳目一新的美容技法是传统针灸在海外的发展，也是本书的精华，限于篇幅，点到为止，希望未来我们能够就此专题进行专门的合作。

最后讲一些医学美容分科的内容，目前医学美容学科分类分为西医美容和中医美容，前者常被称为整形美容，而后者被称为养生美容，二者并没有原则性的冲突，前者速效而激进，面临一定的风险和副作用，后者缓效而持久，持之以恒可以延年益智，各有千秋，完全可以相得益彰，在我的行医实践中，我一直提倡中西合璧，各取其长，因此，那些认为西医整形更快速，中医美容更高明等等的优劣比较，我并不赞同，此书中也没有浪费篇幅进行讨论，个人认为，在养生驻颜的全程预防和损容性疾病的所有治疗中，中西医都应该为我们所用，没有优劣，只有优先。

在健康这条路上，从来都不是医生一个人在奔跑，医患是一个紧密结合体，我们所做的一切工作都是为了你们，也是为了我们，带领我们一起跨越亚健康，保持健康、美丽，远离疾病，享受美好的生命体验。

现在，加入我们，欢迎归队！

马小丽

2021 年 2 月于北京雁南斋

# 传说中的中医养生驻颜术真的存在吗？

　　在中国两千年的封建社会里，你以为皇宫里的后妃、后宅里的女人们只知道专注女红，不琢磨如何保持容颜不老，青春永驻吗？要知道在古代女性"以色侍人"，保持容颜娇美可是事关饭碗的大事，你以为依靠化妆就可以一劳永逸，天生丽质不需要保养吗？要知道现代社会"化"妆品很多都是化学用品，来源于石化产业，色彩艳丽，价格低廉，长期使用会加速皮肤老化，当你的衰老连化妆品都遮盖不住时，你有没有想过应该早一点开始中医养生驻颜的养护，更何况，中医驻颜的重点在于养生抗衰，延年益智，美容事小，长寿事大。

　　中医美容历史悠久，有文字记载的历史可追溯到两千年前的《黄帝内经》时代，《黄帝内经》中记载了中医美容的基本理论原则，几千年的传统社会，博大精深的中国文化为中医美容提供了丰富多样的美学思想，几千年的中医临床实践，千锤百炼积累大量有效的中医美容方药和技法，历史上很多医术高明、颐养天年的中医大夫，都是中医养生美容的亲身实践者，《后汉书》记载华佗通养性之术，年虽百岁，犹有壮容，时人以为仙，弟子吴普继承了他的养生之术，年九十余岁耳目聪明，齿牙完坚，吃食如少壮。这个"养性之术"就是中医养生抗衰驻颜之术。唐代女子就常用中草药美容，据说唐朝的庞三娘因为常用了中草药"嫩面"，一生保持了少女般的容貌。据《光绪慈禧医方选议》记载，慈禧太后以药膳"茯苓糕"口服，配合中药"玉容西施散"方加减外用养颜，到六十大寿时拍的照片看上去仿佛只有四十多岁，其余像有案可查的金国宫女八白散，永和公主洗面药等等，都在历代医家的记载中，有不错的口碑，有些方法还流传到亚洲各国，很多年轻人追捧的日韩某些大牌护肤品，动辄好几千的，都是取材于中国古方，因此中医养生之术信而有征。

在古代，中医养生驻颜术秘传于闺阁之内，盛行于王宫贵妇商贾巨富之家，带有一定的私密性和小众化，很多技法方药秘而不宣，但是因为人类对美的追求不可遏制，随着中国历代王朝的更替，一些养生驻颜秘法流落民间，经过时代的筛选，其精华如大浪淘沙，层层积累和保留下来，成为一枝独秀的学科。

在此书中我们将把那些藏在历史和民间的中医养生驻颜术，像散落的珍珠一样一颗颗捡起，呈现给大家，通过此书，我们将了解传统中国东方审美，学习深藏宫廷的美容秘方，掌握简单有效的中医美容技巧和药膳……让古老医学在新的时代为我所用，焕发光彩。

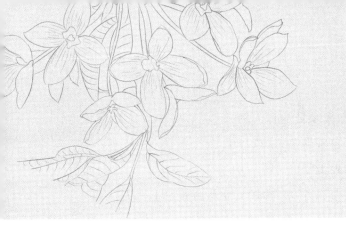

# ·目录·

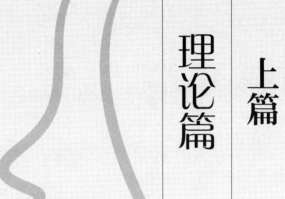

上篇

理论篇

## 第1节　什么样才算美——两个为美打架的圣人

关于美是一个亘古不变的话题，燕瘦环肥各有所爱，须知不止我们普通百姓都在为美争执，就是圣人也争论不休。春秋战国时期，百家争鸣，中华民族的学术思想有了丰富的发展，不只是关于人性，关于社会治理的不同选择方式曾经有过激烈的争论，关于美的话题曾经也发生了尖锐的争吵，最终形成了两大主流，他们的意见截然不同。

以孔夫子为代表的儒家，美学思想的核心是"美"不可独立，要与"善"合一，甚至"善"比单纯的"美"更为重要，"尽善尽美"为美学的最高目标。"善"其实可属于一种内心仁爱的品格之美，但孔子认为"善"似乎是"美"的前提。孔夫子曾经评价《武》乐，认为《武》乐"尽美矣，未尽善也"，认为虽然音乐很美，但因为歌颂的是武王伐纣的战争，与仁爱相悖，因此不是最美。而《韶》乐，歌颂尧舜"禅让"的盛德，因为避免了战争实现天下的平稳交接，因此"尽美矣，也尽善也"，近乎完美。也就是说，

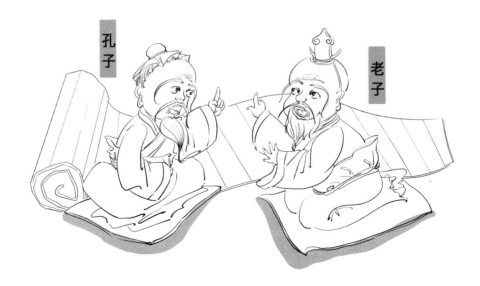

孔子

老子

3

文艺作品的主题思想要优先于表现形式，如果没有高尚的主题，再好的表现形式也不能称之为美。

孔夫子还强调后天美育对"美"形成的重要性，认为美不仅来源于先天淳朴天性的自然流露，更要有后天教化形成的文明言行，人如果完全顺应天性就容易走向野蛮粗鄙，只是机械呆板地模仿学习没有情操的陶冶，则会虚伪浮躁，要通过"礼""乐"的美育（文明礼仪的培养和音乐陶冶情操），修正人天性的粗鲁，二者结合文质彬彬的君子之态才是最高级别的美（"质胜文则野，文胜质则史。文质彬彬，然后君子"——《论语·雍也》篇）。孔夫子还将仪表修饰与礼仪修养画上了等号，认为人如果不注重修饰形象，就是缺乏礼仪教养，还提出"妇人不饰不敢见姑舅"，就是说儿媳妇不修饰，不化妆不能见家公和家婆，将女性的修饰美容提到礼仪高度，在现代亚洲的日韩，深受中国传统儒家文化影响的地区，还可以看到这种传统，女性不论老少，日常都注重形象，要以妆面示人。孔夫子讲究中庸之道，追求和谐，认为纯朴的天性和后天的教育恰当的结合为最佳，过犹不及，文艺作品"乐而不淫，哀而不伤"的恰到好处才为最美。

但是孔夫子的美学思想将"美"和"善"人为地捆绑在一起，使得人们在评价美时，会附上人类社会的道德观，什么样的行为才是"善"的，以伦理、道德、社会责任甚至政治标尺来衡量人类社会和自然界的美，要求审美一方面要有感官愉悦，另一方面要符合社会道德要求，这样的审美观先天不足，容易招致质疑。

因此，另一大流派异军突起，与儒家追求"善"为美不同，道家则追求"真"为美，像"赤子""婴儿"一般的淳朴天真，才是道家眼中的美，道家反对拘于外在社会形式的束缚，拒绝投人所好的雕琢粉饰，推崇返璞归真，自然随性，"朴素而天下莫能与之争"。同时向往摆脱生死，超越个体生命，遨游宇宙的精神自在，追求一种感性的美学境界，"天地与我并生，万物与我为一"的精神自由，认为最高级别的美，是超越了客观的形象、声音，难以描述，"大象无形""言不尽意"，是最美的境界。

因为不拘泥于社会责任，把个体的生命价值和精神自由放到最高位置，追求身体的健康，生命的自由，精神的富足，道家在日常生活中回避俗尘烦事的缠身，亲近自然，认为通过恬淡无为、清心寡欲降低物质需求和名利欲望，达到内心的平静，可以实现养生驻颜，甚至青春永驻，当然这些的实现是需要长期的修行才能达到，在修道实践中，道家发现保养人与天地相通的精气是祛病延年的关键所在，创立了很多气功养生方法，如呼吸吐纳的静气功，模仿鸟兽动作的导引之术，客观上促进了中医养生学的发展。

与儒家的审美相比，道家追求的审美是一种纯粹的审美，它对美的定义只是美本身，与"善"和"礼"并没有太大关系，因此，没有道德伦理的束缚，更没有社会政治的标签，完全保留美的天然活泼之性和自由创造的活力，可以说，道家的"美"是一种追求自由、反对束缚的审美，是对儒家美学思想的反抗、叛逆，力求打破儒家建立的审美习惯和社会"功利"的评判标准，追求人天性对美的反映，它所推崇的美经常是一种超越功利的"无用"之美，因此我们说这是一场美学史上的千年"约架"，千百年来不同时代的中国人对此争论不休，各有拥趸。

平心而论，儒家的审美思想和美育，对中华民族脱离原始形态，文明和教化起来功不可没，但道家的审美则让人不忘自然初心，不给美贴上人为的标签，保证了美的天然和源源不绝的活力，前者提倡积极适应社会生活，适合"入世"的选择，后者追求超越物质的精神自由，适合远离俗世纷争的"出世"生活，自古中国知识精英往往在盛世时会积极的践行前者，通过礼仪修饰、道德修养符合社会审美，以实现社会主流的肯定，追求世俗的成功。往往在失意之时，会钟情后者，放弃世俗的限制，返璞归真，追求个体生命的原始之美和精神的自由，二者各有利弊，在漫漫历史长河中，正是在儒道两家的相互博弈、综合作用中形成我们中国人独特的审美思想。

## 第 2 节　东方美女长什么样?
## ——"网红脸"在古代要被视为异族胡人

　　什么样的人是东方美人? 是双眼皮还是单眼皮, 是白皮肤还是黄皮肤,是厚嘴唇还是薄嘴唇。现代人趋之若鹜的"网红脸"是否在古代也会被视作美女? 这些疑问其实关乎审美, 美是客观摆在那儿的, 审美受到人所处的社会环境、时代背景、文化学识等因素影响, 东方审美自然带有明显的东方文化色彩和亚洲社会生活经历, 在古代中国漫长的历史中, 美人自是层出不穷, 男有潘安、宋玉, 女有西施、昭君、杨贵妃……这些公认的东方美人虽然容貌不同, 但是却极具共性, 一般都具有以下几个特点。

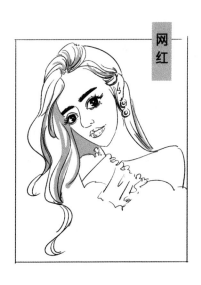

网红

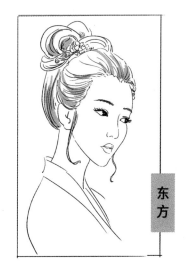

东方

## 比例得当、恰到好处

首先，这些东方美人观之赏心悦目，很难统一定义眼有多大，嘴有多小，仔细推敲就会发现，往往比例得当、形象对称，这与西方的黄金分割颇有异曲同工之处，东方审美认为，对个体而言，适合个体自身的恰到好处为最美，过之不及皆为下品，宋玉在《登徒子好色赋》中描绘东家子之美"东家之子，增之一分则太长，减之一分则太短"，就是典型的比例适当，恰到好处，中国儒家文化盛行，推崇中庸之道，不以标新立异为美，东方审美也很少硬性规定，身高多高为美，体型多瘦为佳，不论高矮胖瘦，只要比例合适，恰到好处就是这个个体的最美状态，这种审美即使现在看来，依然非常高明。

## 气韵神态、形神结合

中国审美不仅重"形"，更重"态"，重"神"，重"气韵"，强调气韵神态、形神结合，中国古人描写美人，往往不仅注重外表，更着重音容笑貌，态之灵动，特别是强调其神采飞扬让人触目难忘，如司马相如的《美人赋》"颜盛色茂，景曜光起"，张衡《定情赋》"夫何妖女之淑丽，光华艳而秀容"，这种"光华"就是一种气韵逼人、艳光四射的观感，类似现代人所说的"气场"，从传统中国医学的角度来看，反映的是美人气血充沛、经络通畅，气色过人的一种健康美。美人神态灵动，最能代表的是眼睛和神情，因此中国传统审美特别注重眼睛的神韵和音容笑貌的动态神情，"巧笑倩兮，美目盼兮""嫣然一笑，惑阳城，迷下蔡""回眸一笑百媚生"，等等，都是描述美人顾盼生辉的表现，虽没有描述眼多大，嘴多小，美人之态跃然纸上，让人遐想万分。这也形成了传统中医形神结合的辨证方法，中医美容不仅辨形，更辨神。

## 肤若凝脂，粉面桃腮

汉民族生为黄种人，作为农耕民族，一直是以追求养尊处优的白肤为美，因此东方审美由古至今多数情况下的审美都是以肤白润泽为美，中国传统说法是：肤若凝脂。可以说，自先秦以来，皮肤洁白细腻就是中国古代美人的首要标准，后来几经文化更迭，此种以白为美的审美观并没有大的改变，甚至影响到了亚洲各国，到了清代，李渔在《闲情偶寄》中写道："妇人本质，惟白最难。常有眉目口齿般般入画，而缺陷独在肌肤者。"竟然遗憾肤白最难，由此可见一斑。民间更有"一白遮百丑"的说法，这种对白的偏爱，延伸到自然界中的"雪"，晶莹透明的"冰"，和光洁温润的"玉"，都常被用来比喻美人，中国有独特的玉文化和冰雪文化，将自然界中的玉、冰、雪附上人性标签，用玉来形容文质彬彬的君子品格高洁，"谦谦君子，温润如玉""一片冰心在玉壶"，形容美人"肌肤若冰雪，绰约若处子""冰肌玉骨，自清凉无汗"让人浮想联翩，所以古人用"冰""雪""玉"来形容肤白细腻的美人，其实隐喻美人如冰雪般晶莹纯洁，暗含肤色白皙温润同时具有冰清玉洁的高贵品格，这一审美影响深远，即使到了今天，放眼亚洲受中国文化影响的各国，多数都依然对美白嫩肤趋之若鹜。需要注意的是中国审美欣赏的白并非单纯的苍白，不是像日本艺伎那样用粉涂抹的雪白的面孔，京剧舞台上白粉敷面的不是丑角就是奸臣，中国审美始终欣赏的是一种白里透粉，粉里透红的健康肤色，也就是民间话本里经常说的"粉面桃腮"，《汉孝惠皇后外传》记录汉孝惠皇后形象"不敷脂粉而颜色如朝霞映雪"，就是很生动的写照，没有外来的粉饰，不敷脂粉而白里透粉，粉里透红，不仅粉白，而且生机外透，从中医角度来说，是一种气血充沛、由内及外的健康美，因此中国古代女性持之以恒的审美妆容就是"搽白抹红"，借助敷粉和搽胭脂来提升自己"肤若凝脂，粉面桃腮"的观感。

## 额头饱满、脸型圆润

和中国现代"网红"推崇的"锥子脸"不同，在古代，圆润多肉的脸是富贵人家衣食无忧的象征，额头饱满、脸型圆润，一直是主流审美，民间也常用"天庭饱满、地阁方圆"夸赞命贵有福，即使是在以纤细苗条为美的汉代，古画中的赵飞燕的脸也是额头饱满，形似鹅蛋。唐朝仕女图里的盛唐美女则几乎个个"大脸盘子"，面相宽广，下巴方圆，一派雍容华贵之象，到清代的《红楼梦》，描写红楼十二钗中宝钗之美用"脸若银盆"，其实就是描述贵族美少女有一张雪白圆润的脸盘，也是赞美之词。描写探春"鸭蛋脸面，俊眼修眉，顾盼神飞"，鸭蛋脸形如鸭蛋上圆下尖，流畅圆润，显得温婉细腻，应该是最具代表性的中国古典美人脸型，到了明清时期在通俗小说中出现了描述美人的"瓜子脸"，只是脸圆下巴稍尖，古人描述的言语就略显刻薄，虽然也以之为美，但言语之间往往映射尖瘦小脸的美人福薄。

## 细眉长眼、鼻梁高挺

至于眼型，中国古人对细而长的凤眼情有独钟，认为凤眼形象威仪，比较彰显贵气，从历代的仕女图中也可看出对这种眼型的偏爱，宋代帝后的肖像写真都是宽额广眉，凤眼细长，作为亚洲人种，中国古代尤其在北方应该是单眼皮多见，唐代之后，双眼皮的少数民族跟汉族有了交流融合，才使汉人中出现了更多双眼皮，因此中国古代以细而长的凤眼为美，也不足为奇，《红楼梦》里的凤姐就是典型的凤眼，"一双丹凤三角眼，两弯柳叶吊梢眉"，很形象的描写这种长而上提的眼型，当代演员刘亦菲被称为"神仙姐姐"，古装扮相很美，她的凤眼给她加分不少。除了凤眼，中国审美还偏爱杏眼，这种杏眼乌溜溜大而圆，状如杏核，看着纯洁无辜，甜美亲和，毫无攻击性，比较有邻家女孩的感觉，非常代表东方审美，《红楼梦》中的宝姐姐就是这样一双杏眼，"脸若银盆，眼如水杏"，明清时期的话本小说，经常描写美女生气时"柳眉倒竖，杏眼圆睁"，甚至有人把它当作中国传统眼型来设计中国娃娃，演员贾静雯、林心如，年轻时都是杏核眼的代表，非常有观众缘，充分说明中国传统审美。

古代中国人选择这样的眉眼审美其实很正常，亚洲人基本都属于天生的眉骨平浅眼窝，眉眼间距较宽，因此光洁的额头，眉眼清淡，符合自然的审美，这也就是古画中的美女大多额头饱满、细眉长眼，清秀寡淡的缘故。而现代，因为东西方交流加深，受到西方文化审美的影响，西方人的高眉骨、深眼窝，大眼睛受到追捧，中国人的审美才倾向西式审美，像"网红脸"那样的浓浓一字眉，大大欧式眼，长长的眼睫毛，尖尖的下巴，明显受到西方审美的影响，在古代不大可能会被评为主流美人，反而会被当作异族胡人。现在年轻人流行的妆容，拉近眉眼间距，加宽双眼皮，加深眼窝阴影，贴长长的眼睫毛，也是贴近西方的审美标准。

关于鼻子的审美，因为鼻子是面部最突出的部位，高鼻梁审美是我国从未断流的审美标准，但是与西方人骨性的高鼻梁相比，中国女性的鼻子多以骨肉均匀为美，女性鼻子以高挺俊秀、玲珑剔透为最佳。古人认为挺拔丰隆的高鼻子是男子的一种帝王贵相，有"鼻准丰隆"的说法，隆是高的意思，准指鼻子，并喜欢用鼻如悬胆来形容男性漂亮的鼻子，据考证，悬胆鼻就是指鼻子坚挺、鼻头稍微有点尖的鼻形，因此，有"一鼻孤悬如玉柱""隆准龙颜"等赞誉之词。

## 乌发如云、樱唇贝齿

作为黄种人，中国人以肤黄发黑为特点，古人对乌黑浓密的长发情有独钟，因为人出生时就带有毛发，中国古人认为毛发来源于父精母血，出于对父母的尊重，封建社会很长时期古人不论男女都有留长发不剪的习俗，古代妇女的发型也以发髻为主，浓密的头发更能驾驭花样繁多的发式，自然是美人的丰姿之一，与之相应，男性也有以美髯长须为美男子的审美，《三国演义》中的关云长就有"美髯公"的美誉。因此，中国古代美人是以乌发如云、光可鉴人为美，这个"鉴"字非常形象，将黑亮而充满光泽的头发比作铜镜光可鉴人，是形容美发的乌黑发亮，这种审美是有一定道理的，中国传统医学认为，乌黑浓密的长发代表气血充沛，肾精充足，而气血亏虚，脾肾不足之人往往须发早白，干枯萎黄，自然不能谈其为美。

关于嘴唇和牙齿，中国古代女性以樱唇贝齿为美，与现代某些大嘴厚唇的审美不同，古人以唇色红润、口型小巧为美，明清甚至以薄唇为美，认为显得温柔贤淑，可以看到古画中的仕女，不论胖瘦，嘴巴都又红又小，仿佛熟透的樱桃娇艳欲滴、秀色可餐，因此常以"樱桃"来比喻口唇红润鲜亮。与之相应，古人常以"瓠犀""编贝"等来比喻洁白整齐的牙齿，瓠犀是葫芦的籽，晶莹洁白而小巧整齐，《登徒子好色赋》形容东家之子"齿如含贝""贝"指白色贝壳，比葫芦籽的比喻稍高一筹。相应"笑靥如花"也是美人的标配，面部的酒窝称笑靥，又名梨涡，对"梨涡"的审美也是东方审美的一大特色。"巧笑露欢靥，众媚不可详"，形容一张肤若凝脂的鹅蛋脸配上梨涡浅笑，樱唇贝齿间增添无尽的妩媚，具有中国特色的形神结合的审美，在这里得到充分体现。

## 杨柳纤腰、素手纤纤

东方审美的另一大特色是体态审美，与现代西方金·卡带珊家族的巨臀审美完全不同，古代中国女性以身体娇柔为美，欣赏像弱柳扶风那样腰肢摆动的体态美，纤腰是中国女性美的一个重要标准，考古出土的汉像砖画不论是长袖曼舞还是吹竽弹笙的人俑女子，无不细腰袅袅、轻盈欲飞。古代文学作品中，女子的纤腰常被称为"柳腰"甚至"蜂腰"，后者更为强调细腰呈现出的曲线起伏，体态上统一以婀娜柔软为美，白居易《长恨歌》里的杨贵妃"温泉水滑洗凝脂，侍儿扶起娇无力"，丰腴如杨妃，自是未必有盈盈一握的细腰，但还是一副柔软婀娜、娇弱无力的美人形象。这种以女性身体柔弱为美的审美，与中国传统文化强调女性阴柔有关，中国传统文化一直有"阳以刚为德，阴以柔为用，男以强为贵，女以弱为美"的传统，发展到极致，甚至有"三寸金莲"的病态审美，当然不会认可膀大腰圆的健壮之美，认为腰肢纤细、体态娇弱是女性阴柔之美的体现。

和现在"长腿美女"一样，古代的"玉指美人"也同样受欢迎，拥有一双白嫩洁净、修长灵巧的美手是中国古代美女的标识，在中国古代礼教森严的社会，女性是绝对不可以露腿的，除了脸之外，人体最频繁外露的部分可能就是双手了，而且古代女性重视女红，培养琴棋书画等才艺，也需要有一双灵巧的手，可谓"心灵手巧"，一双美手展示给人的就不仅仅是视觉的美感，而更重要的是显示美丽背后还有着聪慧的内心，因此古人对美手常赞美有加，常用"纤纤素手""十指长长如春笋"来形容，爱屋及乌，除手之外，手腕也受到关注，韦庄《菩萨蛮》"炉边人似月，皓腕凝霜雪"，强调美人肤白如月，尤其手腕洁白光彩如同霜雪。

## 气若幽兰、衣饰精致

和现代女性使用香水一样，古代美人也希望"气若幽兰"体带幽香。甚至在乾隆皇帝的后妃中，有一个来自回鹘的美女，因生而体有异香闻名，号之曰香妃。但古代没有现代发达的香水技术，于是中国传统医药发挥了极大作用，杨贵妃在华清池不仅用香汤沐浴，还使用中药香粉敷体，增添身体的香气，甚至据传唐代有一个美女叫薛瑶英，她母亲打小给她食用花粉做成的"香丸"，积年以后，肌肤粉白柔润，身体自然生香，世人称之为奇，这种方法是否真的奏效，尚需考证，但各种中药香粉、熏香、香脂、香发配方历代多有使用，确实属实，不仅客观上起到美容卫生的效果，也为古代美女闺房之中增添很多美妆乐趣。

同现代人一样，古人也很重视美人的装扮服饰，清代戏剧家李渔在《闲情偶寄》中说道："妇人惟仙姿国色，无俟修容；稍去天工者，即不能免于人力矣。然予所谓'修饰'二字，无论妍媸美恶，均不可少。俗云：'三分人材，七分妆饰。'此为中人以下者言之也。然则有七分人材者，可少三分妆饰乎？即有十分人材者，岂一分妆饰皆可不用乎？曰：不能也。"就是说三分人材尚且需要七分妆饰，那七分人材就更少不了三分装饰，而十分人材岂能一分妆饰不用。既然十分人初尚要有修饰，更何况多数人不过中人之姿，就更需要修饰了。辛延年《羽林郎》中描述美女：长裾连理带，广袖合欢襦。头上蓝田玉，耳后大秦珠。《孔雀东南飞》中描述贤惠妻子刘兰芝的装扮：足下蹑丝履，头上玳瑁光。腰若流纨素，耳着明月珰。这些令人遐想万千的飘飘衣衫、丝绸绣鞋，增加了女主柔美典雅的气质，不仅设计美丽，而且品质高级，珠宝配饰简直价值连城，蓝田玉、大秦珠、玳瑁、明月珰在当时可都是稀有之品，用现代话说就是从西域进口的国际珠宝，可见美女让人眼前一亮少不了这些精美服装珠宝的装饰。《红楼梦》中关于男女服饰和配色的描写，更是精美绝伦，体现了古代贵族家庭的唯美和精致，因此着衣得体、修饰精致也是一个美人的标准配备。

最后，美女还要兼有德行与才艺，做到德、色、才、艺的完美统一才是理想，受儒家审美的影响，中国古代文人对美人的标准，尤其是美女的标准可没那么低，可不认为"颜值即正义"这么简单，首先女性要有"德、才"，其次要有"色、艺"，甚至提出"德才色为妇人三不朽""色期艳、才期慧、情期幽、德期贞"的标准，也就是说，古代女子要忠贞不渝、温柔深情、容貌艳丽、才情智慧，还要善女红、精歌舞、能琴棋书画、吟诗作赋、和男性精神交流，才是理想中的完美美女，不得不说，这一标准还真是不低呢。这一审美也充分体现了中国几千年封建社会男权文化对完美女性的理想定义，放在当今中国社会，就是见仁见智，未必如此了。但是在21世纪的今天，毋庸置疑在亚洲各国无论都市还是乡村，依然偶能够看到这样的审美观念存在。

纵而观之，你会发现，传统东方审美和现代中国思想变革、国际汇通之后的多元化审美还是有很大不同，单就形象上说，现代人欣赏的小麦色皮肤、性感大厚嘴唇，或者是丰乳翘臀，是从来没有出现在东方审美中的，更别说波浪卷发、欧式大眼、大细长腿等现代社会的产物。传统审美更注重形而上的神态气韵，形神美的统一，写意重过写实，因此，虽然古代没有高分辨率的照相机，西施、潘安这些美女俊男没有肖像照片传世，但通过我们的描述，您再看中国古代人物绘画时，就能体会到简约线条背后唐代美人的丰姿、宋代帝后的雍容、抚琴儒者的俊逸潇洒等神韵，感受到东方审美的丰富内涵，会发现中国人对于美的钟爱，自古一点都不缺乏。

## 第3节　古人也喜欢"小鲜肉"吗？

中国历史上有很多男性审美的记载，像民间常说的"貌比潘安""颜如宋玉"的潘安、宋玉，还有兰陵王、嵇康、卫玠、独孤信等都是历史上有据可查的美男子，平心而论，颜值这件事，在古代很多朝代都是能吃红利的，因为与女性审美不同，在古代男权社会，对于男子的审美，在某些朝代甚至影响到官员的选拔，事关个体事业前途。譬如汉代选官要求"体貌丰伟"；唐代史部铨选采用"身、言、书、判"的标准，"身"就是外形外貌，竟然位居四项标准之首，明朝嘉靖年间，嘉靖皇帝以六条标准选拔官员：一曰守，二曰才，三曰心，四曰政，五曰年，六曰貌。"貌"虽居其末，但也是其中一条，可谓千里挑一，才貌、年资、能力、忠诚度缺一不可，至于"貌"的标准非常具体——声音洪亮、丰姿笃厚、长躯伟干、音吐洪亮，就

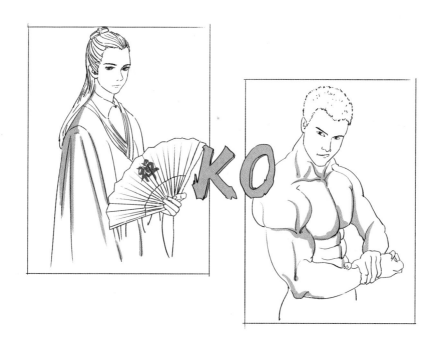

是说符合明朝官员选拔标准的男性，应该是仪表堂堂、身姿挺拔、声音洪亮，基本上是中戏话剧男主角的选拔标准了，但是，要知道古代科举考试非常严格，万千学子十年苦读，经历院试、乡试、会试层层筛选之后，最后才进入殿试，由皇帝亲自选拔，这个选拔好比皇帝亲自面试，当才华、能力、口才都不相上下时，优中选优，自然比拼的就是爹妈给的颜值了，这样的标准挑选出来的人确实看上去比较有官相，站在朝堂上侃侃而谈，更能代表天子威仪。

民间同样有自己的审美标准，古诗《陌上桑》中罗敷的夫君就是一位美男子，罗敷夸他：为人洁白兮，鬖鬖颇有须，盈盈公府步，冉冉府中趋，就是说他皮肤白皙，略有胡须，行走从容，步履威仪，一副儒雅俊美之象，这是属于文人加工过的形象，应该代表知识分子的审美标准。民间话本小说里，老百姓对美男的喜好则更表浅直白，《说唐》《隋唐演义》等小说和评书中，说到隋唐故事中的武将罗成，不仅武艺高强，而且生得年轻俊美，被称为"玉面银枪俏罗成"，书中这样描述他：生得眉清目秀，齿白唇红，面如团粉，智勇双全，人面如敷粉，目若朗星，牙排碎玉，唇似丹朱，生就的苗条身材，头顶束发金冠，身披大红绣金团龙袍，腰扎金带，足登虎头靴……貌似一个年方十八的大俊俏姑娘。再比如，《三国演义》描写周瑜：当先一人，资质风流，仪容秀丽……第五十八回写道马超：生得面如傅粉，唇若抹朱，腰细膀宽，声雄力猛，白袍银铠，手执长枪……水泊梁山里的俊男燕青小哥，在原著的赞诗中写道：唇若涂朱，睛如点漆，面似堆琼。有出人英武，凌云志气，资禀聪明。仪表天然磊落……人都羡英雄领袖，浪子燕青，也是容颜秀美，气质风流。到了清代《红楼梦》里的贾宝玉，那更不用说了，活脱脱的贵族美少年：面若中秋之月，色如春晓之花，鬓若刀裁，眉如墨画，面如桃瓣，目若秋波。虽怒时而若笑，即瞋视而有情……

但是要说美男辈出的时代，当属魏晋南北朝，这一时期，中国经历历时四百年的分裂，政权更迭频繁，战争频仍，社会动荡血腥，残酷的社会现实使得个体生命非常脆弱，生命的幻灭感使文人纷纷回归自我，老庄思想和佛教开始在整个社会流行，人们不谈国事，回归自然，羡慕大自然的永恒之美，崇尚清谈，"谈玄"，希冀逃避现实的残酷，不受世俗约束，不为外物所累，追求灵魂的自由，心灵的潇洒自在，创造出一种充满灵性的精神美学，这在中国历史上是绝无仅有的一段时期，由此涌现了一批率性而为、遗世独立、不拘礼节，甚至放浪形骸的美男子。这些知识精英游离于社会生活之外，不为世俗所限制，追求纯粹的人性之美，精神高贵，才情兼备，气质风流，史称"岩岩如孤松之独立""巍峨若玉山之将倾""肃肃如松下风""卓卓如野鹤立"，至今也无出其右，不由令人钦佩，其中最具代表性、最为出彩的有以下几位。

## 掷果盈车——潘安

潘安，现在已经成为帅哥的代名词，人们常用"貌似潘安"来夸一个男人长得帅气。潘安被称为"天下第一美男"，到底帅到什么地步，史书上只记载他"妙有姿容，好神情"，就这寥寥几字就够让人心驰神往，据说潘安年轻时带着弹弓到洛阳城外游玩，每次坐车上街，女性朋友们都争相围观，牵扯他的衣袖，纷纷送鲜花、水果、糕饼给他，每每满载而归，这就是"掷果盈车"的典故。西晋的文学家左思，才识出众，著有《三都赋》等名作，但容貌丑陋，据说他曾经效仿潘安出游，结果被妇人群起嫌弃，狼狈而归。这段故事被《晋书》记载为"潘岳妙有姿容，好神情。少时挟弹出洛阳道，妇人遇者，莫不联手共萦之。左太冲绝丑，亦复效岳游遨，于是群妪齐共乱唾之，委顿而返"。作者将此事描述得活灵活现，让人忍俊不禁，仔细思考，事实未必如斯，潘安受欢迎可能是真，左思满腹才华未必愚蠢到如此东施效颦，只是他不知道得罪了谁，或有什么误会，落得千年笑柄。潘安当然也非绣花枕头，颇有才名，和陆机齐名，世称"陆才似海，潘才如江"，他与欧阳建、陆机、石崇等24人经常在金谷园聚会，吟诗作赋，被称为"金谷二十四友"。后来因为得罪权臣被贬到河阳当县令，仍不改美男风格，下令全县种植桃花，桃花盛开时一片粉红娇艳，分外浪漫，又被人称为"桃花县令"。潘安人帅有才情还是一痴情之人，对妻子杨容姬一往情深，不离不弃，妻子病逝后终生未娶，还写下多首诗作悼念亡妻，古人重男轻女悼念妻子的诗作很少，他的作品情真意切，是此类题材中最早的名篇。潘安自己的人生结局却很不幸，自负有才华，依附权臣，希望实现政治抱负，据说潘安的母亲常劝他不要过于趋炎附势，与权力保持距离，但是他将这些劝诫置之脑后，从政后，西晋政坛波谲云诡，最后卷入官场争斗，死于政治斗争，一代才子，死于非命，还株连三族，落得个"性轻躁，趋世利"的史家评论。

## 谁家璧人——卫玠

历代皆有美男，但是创造了一种因美而死的"死法"，还青史留名的，恐怕只有晋朝的卫玠。《晋书》上用"玉润""明珠"来形容他的风采，传说卫玠从小就长得粉雕玉琢、白皙出众，五岁时坐羊车出游，远望恰似一尊白玉雕像，围观的人都交相称赞，询问是"谁家璧人"。成年之后，出落得更加俊美但身体病弱娇柔，说话都没有力气，多说就疲累，连穿的衣裳似乎都撑不起来，时人赞美他柔不胜衣，颇有点儿西施"捧心而痛"的病美人之态，即使这样依然俊美不凡，史载美男子王武子见到卫玠后都觉得自惭形秽，自觉"珠玉在旁，黯然失色"。卫玠擅长清谈，见解独到，但其他人都不忍心让他多说话，怕累倒他，估计可能是一个先天性心脏病患者，或者是严重贫血病人，否则不会如此雪白虚弱。卫玠做过太子洗马，口才过人，对玄理很有研究，魏晋人评介卫玠"卫君谈道，平子绝倒"，就是形容他谈道绝佳，令人叹服。在魏晋玄学史上，卫玠算是继承"正始之音"，开启"江表之声"的关键人物。后来卫玠的爷爷遭到政治屠杀，卫玠躲在亲戚家幸免于难，南下避乱，逃到东晋都城建业，当地居民听说美男子卫玠来了，蜂拥而至，争相一睹美男风采，"京师人士闻其姿容，观者如堵"，围观的人群像墙一样，里三层外三层围得水泄不通，结果可能因为劳累惊扰过度，舟车劳顿，加上家破人亡的伤痛，使得羸弱多病的卫玠终于病倒了，一病而亡，时年才二十七岁。《世说新语》说"看杀卫玠"，从此有了这个成语，历代皆有美男，但用生命演绎了一出真实唯美的"看杀"死法的美男，仅此一例，令人唏嘘。还有一种说法，说他并非"看杀"，而是因为南渡以后，来到京师，没有歇息，立刻与王敦等朋友昼夜谈玄，劳累过度，加上陈年旧疾，导致心力交瘁，最后一病不起，一命归西，总之以他二十七岁的华年，英年早逝。

## 天人下凡——嵇康

嵇康，是"竹林七贤"领袖，著名作家，精通文学、玄学和音乐，自幼聪颖，身长七尺八寸，容止出众，世称"龙章凤姿，天质自然"。嵇康曾去山林采药，因气度不凡，被樵夫误认为遇见仙人，以为是"天人下凡"。嵇康死去多年以后，儿子嵇绍来到首都洛阳，有人看见嵇绍后对嵇康的旧友王戎说："昨于稠人中始见嵇绍，昂昂然如野鹤之在鸡群。"王戎回答："君复未见其父耳。"可见当年嵇康之风采又远胜其子。嵇康博览群书，广习诸艺，早年迎娶魏武帝曹操曾孙女长乐亭主为妻，拜官郎中，授中散大夫，因此常被称为"嵇中散"，但喜爱老庄学说，厌恶官场尔虞我诈，司马氏掌权后，几次邀请他出仕，均被公然拒绝，不屑同流合污，在河东郡隐居，回归田园寄情山水，因为文采名气太大，许多文人慕名而来，一起畅饮赋诗，畅游山林，世人羡慕他们过着神仙一般的生活，将他与阮籍、向秀、山涛、刘伶、阮咸、王戎称为"竹林七贤"。

嵇康卓越的才华和鄙视权贵、不与权臣合作的处世风格，最终为他招来了杀身之祸。隐居之时，嵇康曾与向秀在树荫下打铁为生，贵公子钟会仰慕嵇康才名，带着门客前来拜访，钟会出身名门，"敏慧凤成，少有才气"，年少得志，十九岁入仕，三年后升为尚书郎，二十九岁时已晋封为关内侯，钟会见到嵇康后毕恭毕敬地站立，但是嵇康对他并不理睬，只是低头干活，钟会被冷落之下正欲离开，嵇康问：何所闻而来？何所见而去？钟会素有辩才，立刻反嘴说：闻所闻而来，见所见而去。这时嵇康的朋友吕安来访，嵇康立刻无视钟会，欣喜地去迎接吕安，钟会羞恼离去。受此羞辱后钟会深恨嵇康，就在司马昭面前陷害嵇康，给他安上"言论放荡，非毁典谟"的罪名，怂恿司马昭处死嵇康，在刑场上，有三千太学生向朝廷请愿，请求赦免嵇康，并要拜嵇康为师，司马昭终不许，嵇康死时年方四十岁，临刑前，依然是温润君子，泰然自若，抚琴弹奏了一曲《广陵散》，并慨然长叹：昔袁孝尼尝从吾学《广陵散》，吾靳固之，《广陵散》于今绝矣。刑场之上，所担心的并非自己的生死，而是后悔当初因为自己太过爱惜而舍不得教袁孝尼学习弹奏《广陵散》，如今一代名曲却要失传了！这是一种真正的潇洒，超越个人生死格局，没有对死亡的恐惧，没有对命运的抱怨，只有对于美好事物行将凋零消逝的惋惜，这种人生境界足以凌驾古今。后世的金庸有感于此，曾作《笑傲江湖》，暗合嵇康的故事，金庸大师的著作之所以成为经典，是因为自带风骨。

后世有人曲解嵇康是清高傲慢的书呆子，所以招致杀身之祸，其实作为一代名士，他聪颖博学又精通琴乐，富有才华还非常有修养，从不喜形于色，王戎曾说："与康居二十年未见其喜愠之色。"他并不是愚蠢傲慢，缺乏政治嗅觉之人，只是有自己坚守的原则操守，光明磊落不趋炎附势，在司马昭频频向他示好时，他写文章暗讽司马昭篡位野心，鄙视司马政权的蝇营狗苟，"司马昭之心路人皆知"，提出"非汤武而薄周孔""越名教而任自然"，隐晦反对司马昭篡权，在傀儡皇帝曹髦丧命之后，文人纷纷转向加入司马政权以求自保，嵇康反而公开写《与山巨源绝交书》表明心志，拒绝同流合污，作为天下文人的精神领袖，嵇康的态度无疑公然挑战司马政权，即使没有钟会的嫉恨和陷害，司马昭也势必杀他以震慑天下，嵇康对自己的命运非常清楚，因此坦然赴死，临刑前向朋友托孤，交代后事，最后抚琴一场，叹息：我死不足惜，可惜《广陵散》要失传了。然后从容赴死，这才是真正称得上一代名士的魏晋风流人物，是没有向死亡威胁低头的精神贵族，他的朋友都是真正可以信赖的知己，没有辜负他的托付，将他的孩子抚养长大、培养成才，嵇康留下的"广陵绝响"的典故被后世传为佳话，他的遭遇对于后世知识精英的价值取向产生了巨大影响，是为了生存苟活偷生，还是绝不妥协高贵赴死，成为亘古不变讨论的话题。

嵇康具有很高的音乐造诣，他在《琴赋》序中说："余少好音声，长而习之，以为物有盛衰而此无变。滋味有厌，而此不倦。"嵇康做《长侧》《短侧》《长清》《短清》四首琴曲，被称为"嵇氏四弄"，与蔡邕创作的"蔡氏五弄"合称"九弄"，是我国古代著名琴曲。隋炀帝曾把弹奏"九弄"作为取士的条件之一，足见其成就之高。嵇康善文，作品风格清俊，具有思想性，给人以启发，注重养生，他的《与山巨源绝交书》《声无哀乐论》《琴赋》《养生论》等作品都是千秋相传的名篇，今有《嵇康集》传世。

作为一个释放天性、崇尚颜值的时代，魏晋时期甚至还出了篇专门的美男图鉴：《世说新语——容止》，描写魏晋时期的美男标准是面如玉、瞳如漆、清瘦身、眉如剑、皓齿美髯、丰神俊朗……用现代话说就是皮肤洁净白皙，眼眸黑亮，身形挺拔瘦削，浓眉齿白，美髯飘飘，神采奕奕，气质俊朗，除了美髯这一点，现代人各有爱恶之外，其余的与当代审美高度契合。

所以说，中国古人确实不排斥"小鲜肉"，与西方角斗士、"肌肉男"的审美不同，自古至今，中国男性审美的确有些阴柔有余，阳刚不足，欣赏清秀风流、雌雄莫辨的外表，即使武将帅哥也不是五大三粗的样子，往往是才智过人、文武双全、风流儒雅的儒将，从某种程度上来说，古代中国人认为男人秀肌肉，比蛮力是很蠢笨的表现，温文尔雅的外表、智力、才华和修养才是雄性最大的魅力。但是，毋庸置疑，古人欣赏的这些"小鲜肉"可不是徒有英俊的外表，而是才情与风骨并重，是令人叹服的洒脱不羁、卓尔不群的灵魂，即便千年过去，风采依然打动人心，如果没有这样丰富的内涵，只靠化妆和整形出一个漂亮空洞的外壳，怕是言语呆板无趣，面目可憎。

# 第4节　古代那些前卫的美容达人和美学理念

不要认为古代人生活得很简陋，就一定很无趣，他们虽然物质条件差，但是思想的丰富并不比现代人差，生活也过得丰富而有情趣。

## 中国第一位养生美容达人——葛洪

东晋时期出现了中国第一位养生美容达人——葛洪。两晋南北朝时期，中原第一次被北方游牧民族大面积占领，在那个时期，朝代更迭频繁分裂，政治斗争残酷，局势动荡，有远见的文人都远离朝政，回归田园，将才华情怀寄情于山水，以诗书酒画琴瑟为伴，追求思想丰富，精神自由，崇尚虚无谈玄，刺激了中国审美思想的发展，葛洪就是其中杰出的一位。葛洪出身江南士族，三国方士葛玄之侄孙，世称小仙翁，自幼家学渊源，精研百家，尤擅丹道，好医术，尤喜"神仙导养之法"，虽然因才华卓著，曾受封为关内侯，但最终远离政治，致力丹道，隐居罗浮山炼丹，著有《肘后备急方》等著作。葛洪提倡养生，一生追求修道，对生命、健康和美有深刻的感悟，有很多前卫的美学思想，特别值得后世人学习。

首先，他认为美不是单一的，可以以多种形式、多样的形态出现，"色不均而皆艳，音不同而咸悲，香非一而并芳，味不等而悉美"，说明美有统一定义的，但它可以存在很多事物中，而且非常丰富，有多个层次，多种表现方式。

其次，一个事物是否存在美，取决于这个事物的主体，瑕不掩瑜，如果事物主体是美的，即使存在一点丑，也不会妨碍整体美。如"西施有所恶而不能减其美者，美多也""日月挟虫鸟之瑕，不妨丽天之景"，他开启了中华民族残缺审美的先河，就是美不一定要"完美"，事物有一些残缺可能更美。

同时他还指出"美商"的内涵，就是对美的鉴赏能力——审美能力的至关紧要，因为美和审美是分开的，美会因人们审美观点不同而看法不同，人们会因为个人好恶、远近亲疏、社会习俗等的影响，而对同一事物，产生不同的审美结论，这就包容了儒家和道家不同的审美，因为只是看问题的立场不同而已。美没有高下，而"美商"有云泥之别，但"美商"的低级并不会影响美的客观存在，如"夫见玉而指之曰石，非玉之不真焉，待和氏而后识焉"，就是说玫瑰即使换一个名字，它也同样芬芳，这些美学思想都影响了中华民族的审美。

在我国传统美学思想中，以内为美，还是以外为美，一直存在争论。葛洪认为在审美中应以内美为主，外美为辅，内美就是内涵美，是人类高级的审美，外美是外表美，外美是可以通过涂脂抹粉和修饰整容达到的，外表虽然可以达到一定的美，但是要一味追求外表毫无内涵，就是舍本逐末，最终一定是远离美的。如果只以貌取人，不去欣赏内涵精神的渊博，是"俗人"所为，是"美商"低的表现。对人体而言，内美是相对外表皮毛而言的内里脏腑，是相对形体而言的精气神，因此自古中医的医学审美就是强调"有诸内必形诸于外"，不仅看形，还要看神，中医美容不能只在外表涂脂抹粉，还要以内养外，养生以达到驻颜，追求形神结合，形神美的统一，这也成为中医美容独步天下的特色之一。

葛洪还是中国古代美容面膜发明人，他发现用天然的中药打粉能制成药物面膜，敷面透皮吸收有治疗损容性疾病和养颜的功效，在他那本《肘后备急方》中不仅记载了启迪诺贝尔奖得主屠呦呦女士的青蒿，还记载了中国第一个中药外用面膜的制作方法，这种美容方法，历经近两千年至今而不衰，同时他建议人们采用吐纳行气、导引锻炼、调整饮食起居，研习医术，通过内修以达到外养，实现美容驻颜、延年益寿，这些思想非常前卫科学，现在还都有推广价值。但是需要注意的是，由于是1700多年前，《肘后备急方》中某些美容方药，以现代科技水平衡量，有些外用药铅、汞过量，不能作为常规保养，需要在医生指导下医疗使用。

# 风靡千年的宋朝"禁欲系""治愈系"审美

宋朝上承五代十国，下承元朝，共历十八帝，是中国古代经济科技最先进、文学艺术造诣最高的一个朝代，被称为中国的文艺复兴时期，既往的历史教科书对宋朝的记载往往是"靖康之耻""国贫君弱"，但实际上纵观整个中国古代史，陈寅恪先生曾言：中国文化"造极于赵宋之世"，虽然重文轻武的国策，友好和平，重视文化，促进了北宋经济文化的繁荣，但也导致繁华的帝国军事薄弱，在北方游牧铁骑的践踏下毫无自保能力，成为宰割的羔羊，结局令人深思，但历史是公正的，宋朝三百多年文化发展产生的理性内敛、简约克制的美学理念，和烟火人间、花鸟虫鱼的生活美学，领先了世界一千年，影响亚洲各国，特别是日本的审美，可以说当代艺术领域所推崇的"日式风格"其实多数都是延续宋代风格，在当代流行的"禁欲系""治愈系"审美中都可以看到宋朝审美的影子，这种领先时代的审美有这些特点。

**1. 宋代审美是理性含蓄、简约宁静的文人审美**

中华民族的审美自唐至宋发生了转折性改变，与唐代盛世的华丽张扬不同，宋代的建国历经五代十国战乱，民生凋零，世态民风有大的改变，不可

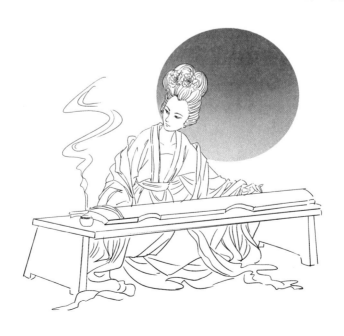

能继续唐朝的豪放奢靡之风，宋朝建国以来，吸取唐亡国的经验，重文轻武，广开科举，重视人才，完善科举制度的效率和公平，打破了世家大族对科举的垄断，文人和文官的地位得到提高，引导整个社会形成读书向学的风气，文人群体不断壮大，成为社会流行的风向标。宋朝采用休养生息的基本国策，相对和平的社会局面形成繁荣的社会经济，使得文人得以思考审美，发展审美，形成独具特色有生命力的美学思想。宋代的美学思想是来自知识精英的文人审美，主要由儒家的理学思想和禅宗思想构成，理学强调"存天理，灭人欲"，文人们不再像唐代那样追求富贵华丽的穷奢极欲，主张理性质朴、含蓄克制的美学思想，禅宗主张亲近自然、简约幽静，富含哲理意境的审美观，因此使得整体宋代的审美温和理性、俭朴淡雅，追求一种以简胜繁的深远意境。从艺术作品上来讲，宋代的书画作品以水墨淡彩为主，仅用墨分深浅层次，黑白对比，不浓烈艳丽，反而更显高贵，宋的山水画至今仍是公认很高的艺术成就，著名的《谿山行旅图》里，一座大山，一个小小的旅人，对比鲜明，表现出对天地自然仰慕尊重的谦卑之心，以"行旅图"为名，寓意过客之匆匆，感怀宇宙之浩渺，生命之渺小，意境深远至此。郭熙画早春，捕捉自然复苏，天地解冻的刹那变化，寻求烟雾蒙蒙、气机流动，似有若无的瞬间美感，意境较写实的绘画不知高多少个档次。宋瓷至今仍是陶瓷美学的划时代作品，不像唐三彩那样绚丽多彩，以清雅单色、造型简约闻名于世，灵秀脱俗，南宋青瓷，莹润如玉，无论釉色是雨过天"青"，还是牙白纯净，都质地细腻晶莹，造型简致无华，典雅传神，呈现一派永恒的温润宁静的美感。文学上出现了宋词和唐诗的截然不同，唐诗豪放"天子呼来不上船"，宋词细腻"人比黄花瘦"，意境大相径庭。

与唐代盛世繁华的花团锦簇、争奇斗艳相比，宋代整体的审美都呈现出一种平静淡雅、俭朴克制的特点，着意约束自我个性与欲望，注重形式的简约，境界的高远和道德的修养，带有一定的禁欲色彩，不仅欣赏完整，也欣赏缺陷、瑕疵、裂纹，窑变也成为另一种美的体现，因此从某种意义上说，宋代审美是最早的"禁欲系"审美，含蓄、内敛、平静、包容，理性而克制，深沉而坚决，尊重每个生命存在的意义价值，美无所不在，冬日傲雪的梅花美，枯木山水也有一种别样美感，日本园林至今尚存的"枯山水"审美即来源于宋。整个社会收起张扬的锋芒，呈现一派温和细腻、理性克制的文艺气质，女性审美也比较文艺范，欣赏纤细瘦弱、文静内秀、温柔单薄的文艺女，不以丰腴浓妆、华贵艳丽、标新立异的唐美人为美，女性回归温婉朴素，衣饰清新淡雅，浅蓝淡青盛行，把女性温柔恬静的特征，发挥得淋漓尽致。受理学的限制，女性要遵守三从四德，依附男子，深居内宅，相较于唐代女子可以男装骑马、招摇过市，宋代女子只能藏在深闺之内小心偷望，羞羞涩涩倚门回首，完全体现了两种截然不同的东方女性审美。

宋代的美学意境与中国现代社会所追求的丰富多彩、时尚华贵等等都相去甚远，但这种自然、朴素、内敛、简约的禅意审美却深深影响了日本的审美，例如在日本流行的某品牌，采用天然纯棉、原木材质，设计简约，俭朴自然，完全有宋代审美的遗风，输入中国后，也深受中国当代知识白领的欢迎，说明宋代审美依然是中国人熟悉亲切的精神家园。这种简约克制、物我一体的审美在日式庭院中被渲染到极致，窄小的庭院，不过是几块松石，一些细草，少许小竹绿植，没有绚烂的花卉，却于方寸之地安静地再现大自然季节变迁的美，从绿草盈盈到白雪皑皑，从清晨朝露到黄昏余晖，季节交替，光影变化，充分体现时空光影完美的结合，简单、安静而美丽，无须任何鲜艳多余的修饰，越简单、越质朴、越美。正是在宋朝审美的基础上，日本后来形成自己独特的审美理念：物哀，侘寂，幽玄。物哀是感叹美好事物的短暂，像樱花一样美丽而花期短暂。侘寂描绘的是一种孤独、寂静甚至残缺的美，在侘寂的美学观念里面，孤独、寂静、残缺是每一种生命最终的结果，因而具有永恒的美感。宋代的枯山水用砂石，青苔将自然界的山水凝固，因为缺乏天然山水的钟灵毓秀，在中国并没有流传多广，在日本却认为它别有一种美感而长盛不衰，成为侘寂美学的代表。幽玄追求的是一种光影明暗、朦胧影绰的审美意境，在日式庭院中得到充分体现，推拉的门窗设计在中国建筑中后来已经不太使用，但在日本却成为庭院设计主流，通过这些透光的门窗来营造光影结合的幽玄意境，这些审美都带着浓重的宋代禅意文艺审美的特色。

### 2. 宋代审美开平凡中见意趣、温暖治愈的生活美学先河

审美背后其实是生活方式，宋代主张的简约意境美学，并不像当代的一些新潮艺术，脱离尘世，冷酷无情，而是充分体现了中国人的实用主义人生观，将美渗透在日常生活的各个方面中，是充满烟火温情和雅致风骨的生活美学。宋代是一个盛产生活家们的时代，苏轼曾言："宁可食无肉，不可居无竹。无肉令人瘦，无竹令人俗。"肉和竹之间，苏轼宁可抛弃口腹之欲，也要满足精神上的享受，文人将审美倾注到对日常生活的热爱中，成为社会的流行，使得日常生活也充满雅致之风，间接发展了生活美学，"焚香，点茶，挂画，插花"，在宋代被称为寻常四般闲事，不是什么曲高和寡的高雅艺术，是文人日常读书写字、修身养性，会友交际的常见活动。平凡生活因为审美品位带来丰富的精神享受，雅俗共赏，普通市井生活不被视为庸俗，皇亲贵胄也会与民同乐，逛民间集市，感受民间的热闹和地气，清明上河图的繁华正是体现这种市井生活的繁华和乐趣。苏轼、陆游这些文人精英，既才华横溢，坚守着精神的独立自由，也充满平民的生活意趣。在《天彭牡丹

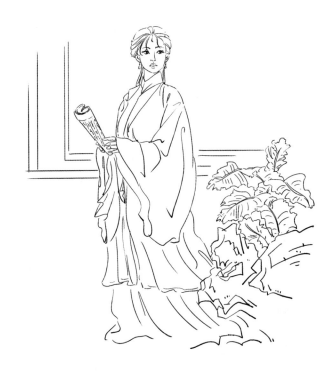

谱》里，陆游深情回忆成都人车如流水马如龙的春日赏花盛景，在多年之后仍记得帅府西楼下的一场春日夜宴，差人去天彭摘取牡丹花苞，再快马加鞭赶回成都帅府，正好赶上晚上绽放，供宾客欣赏，取回时花苞上露珠还没有干，颗颗分明……彼时彼景令大诗人多年难忘。赏花、插花、点茶、焚香、品酒、美食……平凡的生活因为审美的提高带来丰富的意趣，在当时，几乎家家焚香，户户插花，不仅熏香，焚香的袅袅青烟还呈现一种悠远风雅的氛围，是生活美学的极致。因此，这种审美意识促使宋代的文人在倡导经世济民，追求世俗功名的同时，也不忘享受生活，欣赏自然，逍遥人生，实在是我们这个注重实用的民族，难得的放松一刻，人们不再急于奔向什么成功的高峰，而是慢下来，欣赏着沿途的风景，充满诗意和浪漫。

20世纪90年代日本出现"治愈系"美学并开始在亚洲流行，"治愈系"美学往往使用朴实温暖的语言，缓慢平和的讲述温馨的生活日常，感受自然的力量，体会当下简单生活的美好，以鼓舞和温暖人心，给人以美感，从这个角度说，宋代审美就是最早的"治愈系"审美。

# 第 5 节　古代美人如何美容化妆？

中华民族对美的追求源远流长，生活在距今一万八千年前的山顶洞人是中国已知最早的智人，从进化的角度来看，他们刚脱离猿人进化为人，就已经开始制作饰品，打磨石珠、骨管、兽牙，有的还用矿石进行红染加工。到了夏商周时代，中国进入奴隶社会，出现国家，女性开始敷粉美容，甚至以铅粉为贵，从现在的角度来看，铅粉当然有铅中毒的风险，但以当时金属的稀有和细腻光泽，应该还是很稀有高档的化妆品，所以惜墨如金的史书上专门为此书写了一笔。在殷周时期，中国女性已经开始用"燕脂"涂面，追求粉面桃花的效果，这与现代女性化妆追求其实并无大的区别，胭脂是用植物红蓝花或山燕脂花的汁水掺杂动物油脂制成，燕地寒冷，胭脂兼具红妆和油润的效果，因此最初为匈奴女性青睐，后中原地带的女性也习用，流行至今，红蓝花盛产于燕地，所以匈奴有"失我胭脂山，使我妇女无颜色"的歌谣。到了西周是我国奴隶社会的鼎盛时期，文化发展，礼仪制度逐渐健全，形成后世所说的"周礼"，人们开始讲文明礼仪，出现了面妆（妆粉、面脂）、唇妆（唇脂）、眉妆（眉黛）、发油或香体膏（香泽）一系列护肤妆品，但是这些妆粉、面脂和口脂都是素色的，多由天然油脂和中药药粉制成，人们审美标志就是崇尚自然之美，皮肤白，头发黑，全靠天生。

到春秋战国时期，女子便兴起了"红妆"，不再以素妆为美了，不仅"着粉"，还要"施朱"，将中药朱砂加入口脂中，增加色泽，当然因为朱砂含有汞，现在已经不提倡使用。战国末期的楚国开始以"长袖善舞""小腰秀颈"的柔软体态为美。到了汉代，美容已经渐出雏形，马王堆汉墓出土的墓主的化妆盒，丹蔻、胭脂、粉扑等等一应俱全，而且美容出现了"国际化"，张骞出使西域，丝绸之路的开通，开启了国际交流，从西域带回了核桃，宫中女子开始用核桃皮染发，外来的麝香、龙眼肉、胡桃肉这样的美容药物、食物，都进入了中医美容的药库，海外的化妆品也运入中国，波斯运来的高档时尚的眉笔骡子黛，中国古代女性面妆一直注重眉妆，这一时期出现远山眉、连心眉等等不同眉形，民间出现了售卖脂粉的货郎（售卖时尚化妆品的商人），魏晋南北朝时期，男性审美阴柔，知识精英、贵族男性都流行敷粉美白，女性妆容更为丰富，《木兰辞》中的"对镜贴花黄"，木兰的"额黄妆"，曹丕宫中宫女的"晓霞妆"都非常有特色。

到了盛世大唐，是中国古代最繁华的朝代，文化经济空前繁荣，国际贸易高度发达，女皇武则天的登基，使得女性的地位前所未有的提高，对美的追求，也更加大胆强烈，宫中的皇妃有专用脂粉钱（化妆品购置费），宫女和一些朝廷官员的夫人也有这种名正言顺的收入，当年的长安不仅是帝国政治和经济的中心，也是开放、美丽的时尚之都，女性审美以珠圆玉润、丰满为美，因国际交往发达，女性美容妆饰受异域影响，创意大胆，追求新奇，女子丰腴，加上高耸的发髻，飘扬的披帛，显得华丽大方，充分体现了女性美上的"盛唐气象"。她们的打扮是中国历代女性中最为大胆和性感的，这在唐代名画《簪花仕女图》中可得到印证，图中所画的唐代中晚期宫廷女子，云鬓蓬松，戴着鲜艳硕大的花朵，簪上招摇的头钗，衣着轻薄的花纱外衣，半露内衣，袒胸露臂，这种性感的装束在中国古代可谓空前绝后。当时最为流行的面妆是浓艳如"酒晕""桃花"的红妆，或双颊泛红，或晕染眉眼，甚至涂红满面，加上高耸的发型和豪放的服饰，凸显女性妩媚华丽，表现出一派雍容华贵的盛世之风，非常具有时代特色。唐代不仅崇尚红妆，还将魏晋时的黄妆发扬光大，用鹅黄色的妆粉在额头绘上花蕊形状，称之为"蕊黄"，使整张脸看上去非常明艳动人，这一时期女性美容化妆的系列产品均已出现，像澡豆（洗面奶）、妆粉（粉底）、胭脂（腮红）、眉黛（眉笔）、唇脂（唇膏）等，一应俱全，面部化妆分为洁面、敷粉、涂胭脂、描眉、贴花钿、点面靥、描斜红、涂唇脂等多个步骤，比现在女性还要复杂，其中点面靥、描斜红、贴花钿就是现代女性不常用的妆饰，点面靥就是以胭脂点染女性两侧酒窝，不仅点圆点，而且有画如桃杏的称"杏靥"，有画如花卉的称"花靥"，晚唐甚至还增加了鸟兽图形。描斜红始于南北朝时晓霞妆，一般在太阳穴部位描红，形如月牙或状似伤痕，如晓霞将散，楚楚动人。贴花钿是在额头贴各种装饰，不仅有彩绘，还有用金属或者彩纸，甚至鱼鳞制作成花鸟虫鱼的薄片贴于眉心。在白居易的《长恨歌》中描述杨贵妃被三尺白绫赐死时的情景，写道：花钿委地无人拾。入木三分地刻画了杨妃临终前的殊死挣扎。唐代是中国历史上眉形最为丰富的时代，唐明皇下令让画工做"西蜀十眉图"，天子亲自出场介绍眉妆，可见当时形象美容之重要，在中晚唐时期标新立异风气之流行，甚至出现奇怪的倒八字短眉，白居易诗云"时世妆，时世妆，出自城中传四方。时世流行无远近……双眉画作八字低……妆成尽似含悲啼……"就是描述这种时髦装扮，与之相比，像现在风行的韩式一字眉什么的，都是小儿科了。女子画眉时不只是有偏黑的黛眉，还会画偏青的翠眉，甚至还有人剃去眉毛，用紫红色在眼上下两侧画横杠，以此来代替眉毛，追求别样的美感，审美比现在还丰富大胆。唐代唇妆也有十几

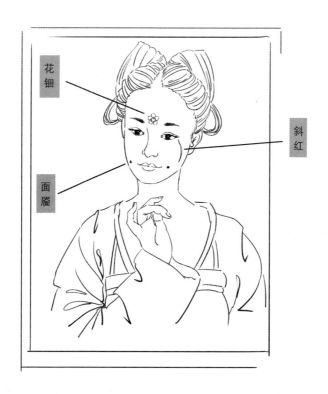

种，其中最流行的蝴蝶唇妆，画唇时上唇饱满如同花瓣，下唇小巧精致，动起来整个唇部上下翻飞，如同翩翩起舞的蝴蝶，非常动人。

"眉黛夺得萱草色，红裙妒杀石榴花"，可以说整个唐代弥漫一种艳丽豪放、声势夺人的张扬美学，在这个大氛围下，唐代医家在中医美容方面也做出了诸多努力，这些审美观念和中医独有的方药技法又通过万国来朝的遣唐使、留学生漂洋过海流传到亚洲各国，影响到整个亚洲的审美和美容。

到了宋代，中国女性的审美出现了转折性改变，整个社会重文轻武，儒学思想盛行，审美内敛儒雅，程朱理学提倡存天理灭人欲，宋代女性审美以纤细、瘦弱为美，服饰保守，崇尚简朴，服装造型趋于窄小，式样和色彩追求简洁，注重实用，不再以艳丽张扬、标新立异为美，"惟务洁净，不可异众"，面部的妆容还是以红妆为主，虽擦白抹红但妆容清丽，与唐代女性豪放华丽的装扮与夸张浓艳的妆容相比，倒别有一番意境和韵味。宋代皇帝选妃重德轻色，后妃大多出自名门，恪守礼数，贤淑恭顺，装扮淡雅，宋代宫廷帝后以端庄的宽脸、广额、长眉、凤眼为标准画像，说明主流审美推崇饱满光洁的额头，长长的眉毛，眼尾上提的凤眼，这一审美传统，在当代中国社会仍然可以看到，很多地方审美仍然视饱满的额头为聪明长寿，视凤眼为贵气，这一时期盛行戴冠，贵族女性双颊带珍珠妆，穿耳孔戴耳饰开始盛行，耳饰最初其实是理学约束女子仪态的礼俗，是提醒女子注意言行举止，头目端正，逐渐演变成装饰。

辽金元时期由于统治者都是游牧民族，生活艰苦，文化薄弱，在入主中原之前长期转居在塞外边疆，装扮非常简朴，并不讲究，也不追求华丽，辽代妇女因冬日天气寒冷，好以金色的黄粉涂面，世人称为"佛妆"，金代女性也好在眉心妆饰花钿，元代女性以小嘴为美，喜欢在额间点痣，也喜在额部涂黄粉，还喜好把眉毛连成细如直线的"一"字形而为美。

明朝妇女继承宋的审美，以脸庞洁净素白，小嘴薄唇，双眉弯弯纤细，眉眼细长为美，造型素净，追求端庄秀美，远不如宋，更不及唐代装扮的华丽多变，胭脂制作方法已经成熟，李时珍在《本草纲目》里记载胭脂的制作方法有四种：红蓝花汁染胡粉而成、山燕脂花汁染粉、山榴花汁制成和紫矿染棉而成，都是天然动物、植物和矿物制成。明代女性在春夏之季用紫茉莉的花种磨成妆粉敷面，名为珍珠粉，实际是植物种子研磨的粉，《红楼梦》第四十四回中：贾宝玉对平儿说"这不是铅粉，这是紫茉莉花种，研碎了兑上料制的"，平儿倒在掌上看时，果见轻白红香，四样俱美，摊在面上也容易匀净，且能润泽肌肤，不似别的粉涩滞。其中，平儿看到的"轻、白、红、香"四样俱美的粉，就是紫茉莉种子研碎后的珍珠粉，入了秋冬之季，珍珠粉会变干燥，明朝女性又改用玉簪粉敷面，是以玉簪花和胡粉制成的妆粉，玉簪花过了冬就失去了香味，所以到了立春就又开始用珍珠粉，周而复始，颇为讲究。明代流行用油脂来调粉。《金瓶梅》中提到"将茉莉花儿蕊儿搅酥油、淀粉"，就是这种粉与油混合的调粉方法，这样使用脸部会更加光泽滋润。

清代关外游牧民族执政，审美文化上和汉族审美出现断层，"文字狱"和严苛的科举制度使得民间美学思想极其贫瘠，甚至出现了病态审美，如以"病梅"为美，社会审美与明颇为相似，女性以柔弱纤细、低眉顺眼为美，妆容以眉眼细长、嘴唇薄小为美，口红薄细，甚至不化下唇，类似现在的"咬唇妆"，除了用米粉、滑石制作妆粉外，清代贵族女性开始用珍珠研细制作珍珠粉敷面，称为"珠粉"又叫"宫粉"，珍珠粉是一味养颜中药，具有美白祛斑、控油祛痘、消腐生肌等多种养颜美容的作用，现在中医还在养颜药膏中使用。宫廷中权贵追求健康长寿，极其重视中医养生美容，慈禧太后从她二十六岁掌权一直到她去世，都十分依赖中药养颜，中医养生，不仅使用宫廷秘制的宫粉、胭脂、玫瑰露护肤美颜，中药药粉面膜敷面，还一年四季坚持用中药香汤泡浴手足，因此老年时仍手足白皙细嫩，宛如少女，曾在慈禧身边做过女官的德龄公主，在《御香缥缈录》中记载有慈禧所使用的胭脂制法，是用上好的玫瑰花的汁液制成，使用当年新缫的蚕丝，压成一方方月饼一样的东西，在花汁中浸上五六天，遍体浸透，然后取出放到太阳下晒，等到干透，方才使用。慈禧闲暇时常用玉石按摩面部穴位促进气血循环，像现代女性一样，慈禧喜欢吃零食，但她日常常吃的是养生食品茯苓饼。清《桓园录》记载，慈禧命御厨"用七成白粳米，三成白糯米，再加三成茯苓、莲子肉、桂圆肉、芡实米、山药来拌匀，蒸熟后，切成饼片"，甚至逢年过节慈禧还命御膳房做茯苓饼赏赐群臣，积极向其他人分享她的养生心得。慈禧日常还嚼含人参，据《慈禧太后人参底簿》载称："自光绪二十六年十一月二十三日至二十七年九月十八日，计三百三十一天，共用嚼化人参二斤一两一钱。即每日一钱，按日包好，天天服用。"人参能大补元气，现代药理研究具有提高免疫力，抗衰老，增强记忆力等作用，每日一钱嚼化，就是每日含服 3g，长期服用自然大有裨益。清朝宫廷盛行的"健脾滋肾壮元方""百龄丸""松龄太平春酒方""八珍糕"等都是注重补气血，寓治于养的养生保健食疗方。御药房还会根据时令、节气不同，敬献平安养生药，因为保养得当，慈禧虽然经历复杂宫廷斗争，但一直身体健壮，特别是面部，就是到了老年，仍然光滑白皙、少有皱纹，在动荡的晚清朝廷，慈禧最后能活到七十三岁，与中医调养得当不无关系。

　　与宫廷的穷奢极欲不同，民间老百姓日益穷困，装扮愈加普通，中国民间一改浓妆风气，到清朝末年女性多素面朝天，只洁面、润面不上妆，即使化妆也以自然素净为主，大多属薄施朱粉，中华民族女性盛行两千多年红妆习俗，至此告一段落，

　　到了民国初期，女性在化妆方式上继续延续晚清的审美喜好，民国女明星多脸庞清秀，眉毛细长弯曲，皮肤白皙，喜好薄薄的小嘴，薄施脂粉，显得温柔秀美。随着后来中国的国门被列强强行打开，西方的文化侵略同时而来，中国的传统审美观念受到了前所未有的强烈冲击，人们用洋布、穿洋装、用化妆品（化学妆品），受新式教育，逐渐对美的标准有了新的看法和

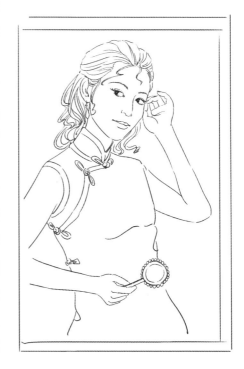

思考，国力、经济、文化的不自信，使得人们开始抛弃传统审美，在美的追求上出现翻天覆地的变化，中国女性一直以来的直发审美发生变化，时髦女性开始烫卷发，学洋人画蓝色的眼影，保守的东方传统被彻底颠覆，玻璃丝袜、高开衩的新式旗袍，紧身的连衣裙、露腿的短裙、短裤……民国女性彻底改头换面，男性的各种短发造型、西装、马裤、礼帽……基本西化，审美的改变和装扮的变化以一种最明显的方式体现着时代的变革，说明人类在追求美的道路上是多么大胆和义无反顾。西风东渐后同时西医走入中国，得风气之先的人士开始尝试整形美容，当年大上海的电影明星率先整形，并毫不忌讳甚至为医美诊所代言广告，商业化程度之高，思想之前卫不亚于现在。

历史的车流滚滚而过，中华人民共和国成立，度过困难时期之后，改革开放让人们对美的需求出现了井喷，从人人穿绿军装到街上流行红裙子、喇叭裤、健美裤……美的觉醒突然的爆发裹挟着人们在时代洪流中迷失了个体审美，时至今日，经过三十多年的沉淀，随着中国经济发展，国力提高，美容越来越受到人们的接受和欢迎，文化复兴，民族自信心的增强，使得民众反思回归传统美，中国医疗美容出现了分流，以整形为主的西医美容已经在中国站稳半壁江山，同时随着科技的进步逐渐走向微创、注射美容，传统中医美容因悠久的历史，丰富的经验技法，天然的用药，由内而外的调理保养理念等等，依旧备受青睐，与西医美容并驾齐驱，成为中国美容医疗的绝代双雄。但是，盲目整形和民众审美能力有待提高依旧困扰整个社会，"网红脸""蛇精脸""整容后遗症"的层出不穷，说明"美商"的培养仍旧任重道远。

回顾中国历代审美和美容史，可以发现每个朝代的审美标准往往是随着经济的发展和当时社会文化政治状况而不停地变化和发展着，美的背后其实折射出整个时代和社会的风貌。

## 第6节 古代女性流行的"宿妆"真的养颜吗？

现代女性白天上班妆化得美美的，古代女性也是如此，但是，你知道古代女性还有专门夜晚化妆入睡的习惯吗？这个夜间专用的妆被美其名曰"宿妆"。唐代词人温庭筠在"宿妆隐笑纱窗隔"中提及的"宿妆"，就是指唐代女性不仅日间浓妆，还有晚上带着"宿妆"夜生活和带妆入睡的习惯，从现代的角度来看，这确实匪夷所思，无论多大牌，多高档的化妆品都不提倡这么使用，所有的美妆达人都建议妆者要及时卸妆，而且还需要使用专门的卸妆油，只有完全卸干净了才保证不伤肤，而古代女子怎么就会如此不爱惜肌肤？其实并非如此，因为古代女子浓妆的化妆品，大多是天然的产品，尤其富含大量有药用功效的中草药。譬如，古代女性常用的粉是米粉添加紫茉莉种、益母草、珍珠研粉等制成，据传武则天使用过的妆粉"玉女桃花粉"，就是中药益母草捣碎、晾干、煅烧制成，益母草是中医妇科常用的活血利水药，外用不仅妆面，透皮吸收还具有活血祛斑，利水消肿的功效，所以长期敷面，可以起到治疗养颜的功效。盛行一时的额黄妆，使用的妆粉据现代考证是松树的松花粉，不仅天然清香，现代医学已经证明具有营养细胞，美容养颜、提高机体免疫的保健效果，是深受欢迎，老少咸宜的美容保健品。古代女性常用的胭脂有多种制法，但不外乎是中药红花、茜草、苏木、紫梗（紫铆、紫草茸、虫胶、胭脂虫）等混合米粉或滑石粉制成，或者以玫瑰、蔷薇、月季等新鲜花瓣榨汁制作而成，红花、茜草、苏木、玫瑰花、月季花这些原料不仅天然芬芳，而且是常用的理气开郁、活血化瘀的中药，具有活血消斑、祛湿美白的效果。因此胭脂除了美妆的作用以外，油胭脂在古代已被医家当作药物使用，赵学敏在《药性考》中说："油胭脂平，豕膏合就，润肤吻裂，活血点痘。西北风高，涂舒面皱，不龟手药，古名非谬。"就是说油胭脂性平，由胭脂和猪油调成，具有润肤防治唇裂、活血、治疗痘痘的作用，在西北地区寒风凛冽，可以用来润肤防治皱纹，不使手皴裂，古代人这么用确实是真实不虚的。《百草镜》也说油胭脂可以"活血解毒，治痘疗，涂蜂咬"。《传信适用方》甚至记载巴豆研粉和膏状胭脂调匀后，涂在伤口处可以治疗蜈蚣咬伤。流传甚广的《世医得效方》记载的都是当时医生临床应用有效的处方，记载胭脂揩擦，温盐汤漱口，可以治疗牙痛。在《续名医类案》中还记载胭脂外用治疗烫伤。史书记载，杨贵妃嗜好浓妆，又体丰多汗，因此经常将她揩汗的丝帕都染红了，一时成为时尚，试想这么厚的妆容，又不停地出汗，如果不是天然中药制成的胭脂，估计得满脸"暴痘"，还怎么维持大唐第一美女的称号。

中药紫铆其实是紫蛟虫在树枝上分泌出的一种胶质，颜色呈红紫色。《本草衍义》中记载："紫铆状如糖霜，结于细枝上，累累然，紫黑色，研破则红。今人用造绵烟脂，迩来亦难得。"就是说，紫铆的形状像糖霜，结在树枝上，颜色是紫黑色，研磨后是红色的，可以用来制作绵胭脂，十分不易得到。据考证，紫铆就是胭脂虫，属于生物妆品，天然安全，近些年，胭脂虫中提取的胭脂虫红也被广泛应用于现代化妆品行业中，特别是用作口红原料。口红在古代被称作口脂，是用动物油脂和蜂蜡制成，一般是用丁香、藿香这样的中药香料药浸泡在酒中，再隔水蒸酒，散出酒气，保留药性和香气，加入动物油脂、蜂蜡和紫铆这样的天然染色剂制成，丁香和藿香是芳香醒脾的中药，在芳香护唇的同时，还有醒脾和胃的作用，透皮吸收也可以调节脾胃，因此古代口脂天然安全还能寓治于养。

古代也有美白霜和乌发膏，杨贵妃肤白发黑，据传是常年使用唐玄宗时期西蜀女尼所进的中药面脂、发油保养所致，史称"匀面润鬓二色膏油"，成分都是中药制成，据传美白匀面配方为：白胭脂花、白杏仁花心、梨汁、白龙脑相熬合，用以调粉匀面。乌发润鬓配方为：黑芝麻、核桃油、黑松子、乌沉香研碎混合润发，这些药物富含天然植物色素、天然香料，植物油，具有润泽乌发和芳香的效果，效果应该不错。因此杨贵妃在华清池中药香汤洗浴之后，采用中药香粉敷身，天然发油润发，再化一个中药粉的红妆或黄妆，自然虽浓妆也不会伤害皮肤，反而艳丽动人，还嫩面养肤，养颜增色。

但是，这些皇室贵胄私房保密的养颜妆品是如何飞入寻常百姓家的呢？唐代药王孙思邈功不可没，孙思邈曾为御医，医术高明，不仅治病还专注疾病预防、健康养生，他仔细筛选分析历代的中医美容方法，以滋润、除皱、生发、固齿、香身等来分类，记录面药（洗面奶）、面脂（面霜）、手膏（护手霜）、澡豆（沐浴皂）等制作方法和使用注意，还将一些行之有效的中医预防抗衰技法和家居保养方法，如按摩、导引、药膳等，记录下来并做推广。使得中医美容保养方法，家家能习，人人自知，正是在这个社会大环境下，唐代女性放心大胆的美丽起来，所以浓妆才流行一时，甚至出现夜晚画"宿妆"带妆入眠的时尚。

# 第7节　我们为什么会衰老?
## ——医学界的"斯芬克斯之谜"

　　当今世界，科技之发达，已经能够上登月球，下潜深海……然而人类仍然遵从生老病死的发展规律，很多科学家为此进行了前仆后继的研究，自19世纪末采用实验方法研究衰老以来，西方学术界先后提出的衰老学说不下20余种，然而唯一得到目前科学界统一认知的是：衰老是许多病理、生理和心理过程的综合作用的必然结果，是个体生长发育最后阶段的生物学、心理学过程。一个是必然结果，一个是生理、病理、心理协同作用的结果，因此衰老是不可避免的，综合作用的结果。至于衰老的原因，目前西方公认的研究结论是：衰老是干细胞衰退、DNA退化、饮食精神因素、衰老基因活跃等综合因素的结果，但有关引起衰老的机制至今为止尚未完全搞清楚，很多学说只是设想，并没有得到实验研究的支持，目前仍未形成统一的人类衰老理论。

　　尽管我们还没有彻底弄清楚衰老的内在机制，但是越来越多的研究揭示了衰老发生的整个历程，人从胚胎的形成开始就走上了一条通向衰老的不归路，随着年龄的增长，外形出现了肉眼可见的变化：头发变白，皮肤弹性降低，出现皱纹、老年斑，牙齿松动脱落，耳聋，眼花，驼背，身高逐渐缩短，内脏器官和组织发生萎缩、重量减轻等等变化，同时出现多系统、脏器的生理功能减退。心血管系统功能衰退：随着年龄增长，心肌纤维逐渐萎缩，心脏瓣膜变得肥厚硬化、弹性降低等。呼吸器官老化：衰老导致肺容量降低，呼吸功能明显减退，代偿能力降低等。消化系统的变化：人老了以后，口腔、胃肠功能减弱，牙龈、牙齿发生萎缩性变化；当你觉得没有年轻时的好胃口，吃什么都开始塞牙时，可能就提示你开始衰老了。肌肉骨骼运动系统变化：肌纤维变细、弹性降低、收缩力减弱，普通人到50岁以后，肌肉量平均每十年减少 15%～30%，力量随之急剧减弱。骨骼中有机成分减少，无机盐增多，导致骨的弹性、韧性降低，容易出现骨折等。神经系统变化：脑细胞的某种程度的丧失，神经传导速度降低，这解释了老年人的动作迟缓，反应灵活性减弱等现象的原因。感觉器官功能减退：衰老以后视觉、听觉、嗅觉、味觉甚至皮肤感觉（包括触觉、温觉、痛觉）能力都出现减退，此外，老年人心理活动反应也会出现迟缓。

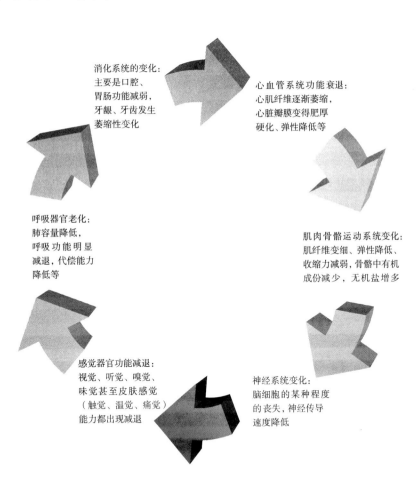

简单的理解，衰老就是新陈代谢的变化，新陈代谢是生命活动的基本特征之一，包括合成代谢和分解代谢两方面，童年期和青年期，机体的合成代谢高于分解代谢，人就会生长发育；中年期和壮年期，这两个代谢过程的速

度基本平衡，这个时期人体的变化较小；当分解代谢高于合成代谢时，人就开始衰老，新陈代谢一旦停止，人的生命活动也就结束了。由此来看，生理性老化导致的年老力衰似乎是难以抗拒的自然规律，而病理性老化则是可以防止和推迟的。

## 面部衰老的表现

我们最为关注也是最触目惊心的老化是面部的老化，现代研究已发现，面部的衰老不止我们肉眼可见的衰老，从表到里分为多个层次：表皮层（色斑、痘印、肤色不均）—真皮层（胶原蛋白、透明质酸流失，真皮变薄）—脂肪层（各种脂肪垫下垂移位变形，面部干瘪，失去年轻的饱满感）—浅表肌肉腱膜系统（SMAS）筋膜（下垂移位，面部失去支撑力，脸垮）—表情

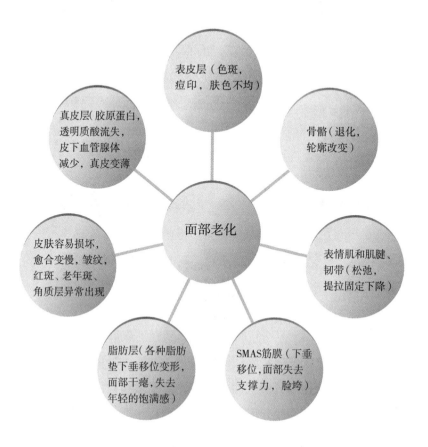

肌和肌腱、韧带（松弛，提拉固定下降）—骨骼（退化，轮廓改变）。

皮肤老化：最早肉眼可见的老化是我们的皮肤（表皮层和真皮层），皮肤因时间而老化，在皮肤老化这件事上真实体现了"岁月是把杀猪刀"这句话，人从 20 岁开始，胶原蛋白生成就以 1% 的速度递减着，皮肤朝着老化的不归路慢慢地前行，更年期开始后，老化加快步伐，胶原蛋白降解，弹性下降，皮肤松弛下垂，皮下血管和腺体减少，皮肤变薄，容易损坏，愈合变慢，皱纹，红斑、老年斑、角质层异常生长和质地差等问题接踵而来，皮肤上出现皱纹。

面部脂肪的老化：面部皮肤下分布着脂肪，以浅表肌肉腱膜系统为界，上面的是浅层脂肪，位于皮肤下，结构完整而连贯与皮肤难以分离。下面的是深层脂肪，是不连续的，成块状单独分布在浅表肌肉腱膜系统的深层，由筋膜和韧带固定在特定的区域，类似沙包，里面的沙就是脂肪细胞，外面包着一层筋膜，全身的或者面部的肥胖，会造成这些"沙包"增大，使面部饱满，形成满月脸。随着年龄增长，

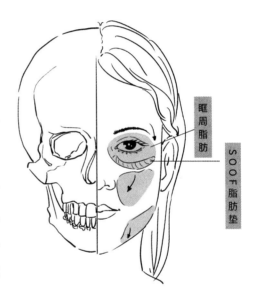

脂肪垫会变薄、摊平、移位、下垂。上面部附着于额肌的帽状筋膜脂肪垫变薄后显得额骨突出、额头皮肤松弛，下垂时引起眉毛耷拉，两侧颞部的颞脂肪垫衰老后变薄会导致太阳穴部位塌陷；眶周脂肪变薄会引起眼眶凹陷而显老态，眶隔脂肪下垂膨出后会形成眼袋、泪沟，并进一步导致颧脂肪垫的下移。中面部的颧脂肪垫，就是我们俗称的"苹果肌"，是中面部衰老的关键，颧脂肪垫位于皮肤和 SMAS 筋膜之间，与皮肤紧密连接，与 SMAS 疏松连接，它的后方，还有一个 soof 脂肪垫，锚定颧脂肪垫。衰老之后，颧脂肪垫里面的脂肪细胞，会向法令纹处移动，导致法令纹变深，它也会往下滑，加

重泪沟和眼袋。不但如此，颧脂肪垫下滑还会引起 SMAS 筋膜下垂，让面部其他所有脂肪垫都纷纷下滑下垂，引发多米诺骨牌效应。下面部关键的脂肪垫是颊脂肪垫，颊脂肪垫位于两颊，形似长条，衰老后脂肪细胞往下走，延伸至嘴边甚至越过下颌缘，表现为嘴角肉下垂，下颌线不清晰，直接导致侧颜的崩盘。颈部肌肉上下各有一层大的脂肪垫，但是容易松弛，形成颈纹，尤其是西方人容易出现严重松弛并肥厚，形成"火鸡颈"。

浅表肌肉腱膜系统的老化：SMAS 概念在 1974 年由瑞典整形外科医生 Skoog 提出，并由 Mitz 和 Peyronie 定义。SMAS 的全称是 superficial musculo-aponeurotic system。SMAS 并不是一个明确的解剖结构，它是由一层纤维鞘包绕的筋肉筋膜，简单来说筋膜层就是直接将骨肉相连的那层膜，连接皮肤、肌肉到骨骼，SMAS 筋膜类似一张蜘蛛网，网上粘着很多沙包一样的脂肪垫。SMAS 使面部肌肉具有一定的张力，并能够将这一张力传递至面部皮肤，可以说 SMAS 对面部组织起到一个支撑和连带作用，年轻的时候，SMAS 筋膜支撑力很强，所以，脸部看上去提升而精神。

面部肌肉的老化：面肌薄而纤细，人在年轻的时候，面部皮肤下面的肌肉很强健，肌肉纤维能通过提拉的力度使面部肌肉保持在相对应的位置上。

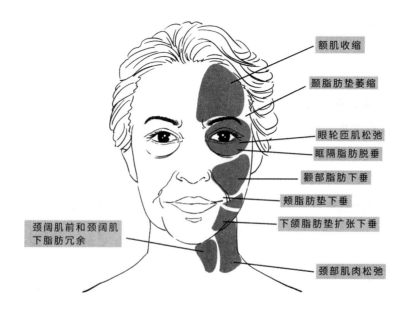

随着年龄的增长，脸部肌肉逐渐失去弹性，再加上重力、老化等因素，导致肌肉疲惫、松弛、下垂，肌肉下滑引发SMAS筋膜支撑力下降，面部脂肪垫变薄，出现面颊塌陷，面部下垂，鼻唇沟变深，口角眼角皱纹等衰老表现。

头面骨骼的老化：俗语道"美人在骨不在皮"。老化不仅在表皮肌肉，还深至骨头。面部骨骼是容貌的基本框架，支撑和固定着上面的肌肉、韧带和其他软组织。当骨骼形状发生变化时，长在上面的皮肉自然也会改变位置。头面部骨骼的变化对于容貌的衰老起到了决定性的影响，这种骨骼变化不是突然发生的，而是在一生中缓慢地边生长边吸收，不断有微小的变化，随着年龄增长，眼眶边缘的骨质逐渐被吸收，眼眶面积扩大。其中，上眼眶内侧和下眼眶外侧的骨吸收更明显，让眼眶从方形逐渐变为菱形。眼眶上缘内侧向上移动，使眉头也随之上移，给人眉毛外侧下垂的感觉。眼眶下缘向外扩大，则加深了鱼尾纹和眼睑下的横沟。另外，面部骨骼支撑作用减弱，上眼皮外侧会被下眼皮拉下来，加重上眼皮的下垂。随着年龄增长，颧骨外扩，会致使颧骨和颞骨沉降，使得鼻骨变短往里缩，眼窝越来越深，随即而来的就是外眼角下垂，额骨向前凸，在额骨与颧骨的交界处就会有大量的鱼尾纹。面部中间的上颌骨整体后缩，拉动前方的鼻子，使鼻翼随着骨骼向后外侧移动，造成鼻翼变宽及鼻尖下垂。这些变化使年老的脸变得平坦，不再像年轻时那么立体。后移的上颌骨拉大了与鼻骨之间的距离，脂肪向下移动，导致鼻唇沟加深。衰老时下颌骨整体缩小，因此它对于下脸庞和颈部软组织的支撑也越来越弱，但下巴两侧的凹陷更明显，所以显得下巴向前突出，两侧脸颊下垂。随着下颌容量减少，下脸庞的软组织渐渐缺少骨骼支持，导致轮廓不再清晰，出现"羊腮"和双下巴，肌肤也变得松弛，加重颈部老化，出现"火鸡颈"。

经年累月的重力、骨质吸收、组织弹性下降和脂肪位置变化的共同作用，最终导致脸部形状的变化，面部下垂，鼻唇沟加深等衰老表现。

## 第8节　皱纹它是怎样悄悄爬上我们的脸颊?

我们的皮肤是身体的第一道防线，它就像一个密闭的大口袋，把我们人体包裹保护起来，抵挡着风吹雨打，烈日暴晒，冰雪摧残，使我们免受病原体和外界不良因素侵害。皮肤通过血管的舒缩，调节体温，保持身体恒温，并能控制体液的蒸发，起到防水屏障的作用，储存人体脂质和水分。皮肤吸收营养物质，通过紫外线作用合成维生素 D，为身体所用，通过出汗排泄尿素起到排毒作用，同时皮肤又是人体最大的表面组织，外观光滑细腻、毫无瑕疵的皮肤，让观者赏心悦目，让自己身心愉悦，在美学和人际交往方面有很重要的作用，所以维护细腻如玉、吹弹可破的皮肤高质感状态是很多人的毕生目标。

然而，随着时间的流逝，皮肤上的皱褶永久的停留，皱纹出现了，皱纹——身体衰老的第一信号，提示我们人体出现老化，哪些皱纹会严重影响

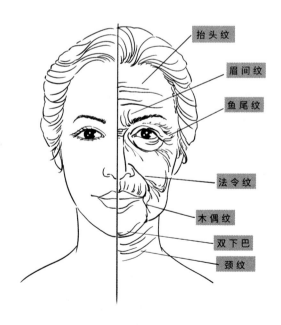

抬头纹

眉间纹

鱼尾纹

法令纹

木偶纹

双下巴

颈纹

我们人体的美观呢？

## 皱纹的种类

**1. 川字纹**

川字纹也称之为眉间纹，是面部的一种表情纹，随着年龄的增长，面部的皱纹会逐渐加深，双眉之间逐渐形成了较深的皱褶，呈现为"川"字形，川字纹一旦形成，会使人看起来总是愁眉不展。

川字纹是由于皱眉肌和降眉肌的过多收缩导致，加上水分不足，睡眠不足，情绪不佳助长了川字纹的形成。皱眉肌是位于眼眉内侧端一小块锥形肌，左右对称，隐藏在额肌与眼轮匝肌的下层。皱眉肌的作用顾名思义是做皱眉动作，这个动作会将眼眉向下，向内拉扯，使眉毛在眼睛上方形成凸起，在鼻上前额形成垂直皮纹。

降眉肌位于眉头到鼻根之间，左右对称，降眉肌收缩将眉头向下拉扯，附带产生双眼内侧角之间，鼻顶端的皮肤横纹，过多收缩形成川字纹。

这两块不起眼的小肌肉的过多收缩，就带来了令人讨厌的川字纹。

**2. 法令纹**

法令纹就是鼻唇沟，位于口轮匝肌外侧与提上唇肌和颧大肌融合处外侧，受颧大肌、颧小肌等反复运动的影响，我们大笑时的鼻唇沟与提上唇肌，以及提上唇鼻翼肌有关，这两块肌肉除了能在我们笑的时候使上唇上提，同时它们的收缩还能形成以及加深鼻唇沟，其中，提上唇肌的收缩形成的是中部的鼻唇沟，而提上唇鼻翼肌在收缩的时候上提鼻孔，使鼻孔撑大，同时加深鼻唇沟。因为频繁的做表情，反复运动这些肌肉，使法令纹越来越深，逐渐由动态皱纹变为静态皱纹。

**3. 木偶纹**

木偶纹或称"流涎纹""括号纹"，属于静态皱纹，是指从嘴角开始往下延伸，直至下巴，与唇部垂直或者网状分布的单根深层皱纹。是表情肌、重力和遗传基因等几方面因素综合形成的。就生物力学而言，木偶纹是由于软组织体积萎缩、丧失支撑、真皮弹性下降等因素造成的。

木偶纹和法令纹一样，是我们常见的皮肤皱纹。许多人的木偶纹不仅非常明显，而且常伴有许多口角外侧或下方的深深的弧度形凹陷。

与木偶纹相关的几条肌肉，就是分布在脸颊和嘴巴周围的上唇提肌、颊肌和笑肌，此外减少降口角肌、颏肌、口轮匝肌的活动，也有助减少木偶纹。

### 4. 鱼尾纹

鱼尾纹是在人眼角和鬓角之间出现的皱纹，其纹路与鱼尾巴上的纹路很相似，故被形象地称为鱼尾纹，通常发生在 30 岁以上的人群中，中老年女性更为明显。

鱼尾纹的组织学表现是因衰老、紫外线照射等造成真皮弹性纤维退行性变化而导致，动态的鱼尾纹主要是眼轮匝肌过度运动导致产生，另外嘴角提肌、笑肌、颧肌也参与了其产生的过程。因此日常做好保湿防晒，少做剧烈表情都能有效缓解鱼尾纹。

### 5. 抬头纹

额部皱纹被称为抬头纹，抬头纹的产生与面部表情有着莫大的关系。在我们普通的面部表情中，会不由自主地将双眉扬起，长此以往，就会挤压到额部皮肤导致皮下纤维组织的弹性逐渐降低，习惯性地留下痕迹，次数多了以后便成为顽固的真性皱纹。

### 6. 颈纹

在所有的皱纹中，颈纹更容易出卖我们的年龄，因为脖子上的皮肤较薄，对日光伤害和其他不利于皮肤的环境因素更敏感，又经常成为"被遗忘的"区域而被忽略做适当的皮肤护理，因此更容易出卖我们的年龄。支撑颈部前面的颈阔肌是延伸到颈外侧部的一块面肌，紧挨皮下，位置极为表浅，颈阔肌薄且覆盖广泛，上至面部，起自下唇和颏部附近，延伸到锁骨处的皮下，至第二肋平面，颈部皮肤和肌肉组织都比面部的薄弱，因此随着年龄的增长更容易受到重力的影响。

# 产生皱纹的原因

**1. 紫外线照射**

大多数皱纹都是由整个生命中的阳光照射引起的，故防晒是停止这一过程的唯一方法。晒黑是皮肤损伤的标识之一，证明太阳的紫外线已经穿透并损坏了皮肤的支撑结构。不涂抹防晒用品的阳光浴，是对皮肤的最大破坏。如果您不得不长期暴露在大太阳底下，那么一定要用对、用足防晒霜。

**2. 吸烟**

吸烟加速衰老过程，20 岁的吸烟者中，其皮肤在显微镜下可以看到早期皱纹。吸烟的年数和包数越多，皱纹发生的可能性就越大，皱纹在吸烟者中也更容易更深。烟草烟雾会给皮肤一种不健康的颜色和粗糙的质地，让你看起来超过你的年龄。

**3. 表情肌反复长期收缩**

鱼尾纹（乌鸦脚）或川字纹（眉毛之间的皱纹）是由小肌肉收缩引起的。是一生中习惯性的面部表情，如皱眉，微笑，或斜视，在我们的皮肤上会留下印记。额肌的动态收缩作用是形成抬头纹的主要因素，额肌中央纤维和降眉间肌相连，其边缘与皱眉肌和眼轮匝肌相混合，这些肌肉的纤维牵拉均会使额肌收缩，经常低头抬眼的人久而久之，在纤维的垂直方向就会出现额部组织的褶皱，此时还是动态抬头纹。随年龄增长，皮肤弹性下降，抬头纹的形成就由动态变成静态。

**4. 睡眠姿势不当**

当脸部在睡眠期间被压缩在枕头或床边或腹部的睡眠位置时，睡眠皱纹会产生并增强。睡眠皱纹可以随着时间的推移加深和永久化，除非导致皱纹的睡眠姿势改变。

**5. 暴肥和暴瘦**

快速的减肥和增加大量体重，反复拉伸皮肤可能会损害皮肤弹性结构，给皮肤造成永久性损害，出现肌纤维的断裂，导致皱纹。

总之，随着年龄的增长，外在生活工作环境和营养保健等的客观因素均会使皮肤逐渐老化，弹性下降，出现皱纹现象。皱纹的形成是包含肌肉收缩、皮肤松弛和老化、组织萎缩加之重力作用的共同结果。

## 皱纹的预防

预防是减少皱纹的关键。

### 1. 避免阳光直射

阳光直射是造成皱纹的第一大原因，一年 365 天使用 SPF 至少为 35 的防晒霜对预防 UVA 和 UVB 射线照射至关重要，它将保护免受皮肤癌的侵害，同时有助于防止皱纹。

### 2. 不要吸烟

在伦敦双胞胎研究室进行的兄弟姐妹研究发现，吸烟的哥哥或姐姐的皮肤往往更皱，而且比不吸烟者薄 40%，尽管一些研究仍存在争议，但越来越多的研究证实香烟烟雾会通过释放分解皮肤重要成分胶原蛋白和弹性蛋白的酶来造成皮肤老化。

### 3. 获得充足的睡眠

睡眠不足时身体会产生过多的皮质醇，这种激素会破坏皮肤细胞。足够休息会产生更多的人类生长激素，可帮助皮肤保持黏稠，更富有弹性且不易起皱。

### 4. 仰卧睡

夜夜睡在某些位置会增加脸颊和下巴的皱纹，导致"睡眠线"——皱纹被蚀刻到皮肤表面，起床后也不会消失，为了减少皱纹的形成，建议仰卧。

### 5. 不要眯眼

任何重复的面部运动（例如眯眼、斜眼）都会使面部肌肉劳累，在眼睛周围皮肤下方形成纹路，该纹路最终变成皱纹。戴上眼镜，保证看清楚，在紫外线强的地方戴上墨镜，将保护眼睛周围的皮肤免受阳光伤害，并进一步防止眨眼睛。

### 6. 多吃鱼

多吃鱼，特别是多吃三文鱼。三文鱼以及其他冷水鱼类不仅是蛋白质的重要来源（蛋白质构成皮肤的重要组成部分之一），还含有人体的必需脂肪酸，例如 omega-3 的来源，必需脂肪酸有助于滋养皮肤，使皮肤丰满年轻，有助于减少皱纹。

### 7. 多吃豆制品

研究确实显示大豆的某些特性可能有助于保护或治愈某些太阳光老化的损害。在欧洲发表的营养学研究中，研究人员报告说，在使用大豆及微量鱼蛋白、白茶、葡萄籽和番茄的提取混合物六个月后，改善了皮肤的结构和紧致度。

### 8. 多吃新鲜水果和蔬菜

新鲜水果和蔬菜含有的抗氧化剂化合物可抵抗自由基所造成的伤害，从而使皮肤看起来更年轻，容光焕发，并免受光老化的影响。

# 第9节　什么样的脸型比较抗老?

衰老除了与日晒、吸烟和皮肤的保养程度等有关以外，面部结构也是一个重要原因。由遗传决定的脸部形状，可以为您提示皮肤衰老的速度以及脸部哪些区域最有危险的线索。

**1.椭圆形脸**

椭圆形脸部的额头往往比其下颌线稍宽，通常是圆形的或具有柔软的边缘，譬如好莱坞明星朱莉娅·罗伯茨（Julia Roberts）或杰西卡·阿尔芭（Jessica Alba）。

呈椭圆形脸蛋的人最早的衰老迹象表现在眼睛周围和脸颊上，眼睛周围的皱纹很常见，面颊的苹果肌消失和轮廓模糊，使脸颊失去了丰满度和清晰度，脸部很快会看起来空洞而疲倦。

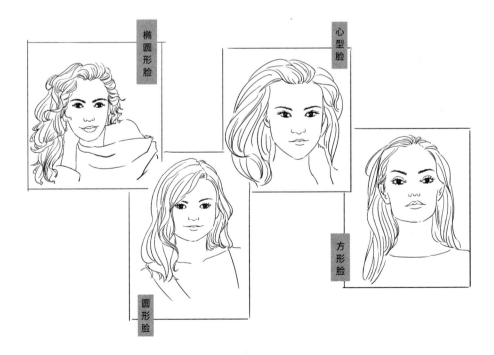

平时护理建议使用专注于保湿丰盈，平滑和提升皮肤的护肤方法，有效对抗胶原蛋白流失和皱纹的进展。

**2. 圆形脸**

圆形脸的脸长与宽几乎相等，脸颊可能很饱满，柔软、圆润，没有粗糙的边缘或尖角。想想克尔斯滕·邓斯特（Kirsten Dunst）或詹妮弗·劳伦斯（Jennifer Lawrence）。大多数圆脸的人衰老的慢，因为他们的脸颊区域有丰满的脂肪垫，这种自然的丰满意味着面部脂肪的老化需要更长的时间。圆形脸的人，面部脂肪储存在脸颊区域，这种自然丰满能够减慢憔悴、肤色的暗沉和老化的进程，故比同龄人显得年轻。但是，如果不加以保养，脸颊可能会变薄，鼻唇沟会变得更加明显。

平时护理建议按摩面部，做好保湿措施，采用保持面部丰满，柔化口腔周围的深层线条等针对性治疗。

**3. 心形脸**

额头很宽，下巴逐渐变细以形成一个精致的点，脸像个心形，具有明显的颧骨和略带棱角的特征，蕾哈娜（Rihanna）或里斯·威瑟斯彭（Reese Witherspoon）都是心形脸。

具有心形脸的人会在脸的上半部（主要是在前额和额头周围）失去大部分弹性和支撑。出现明显的皱纹，在额头和眉骨周围出现明显的皱纹，眼睑部的细纹和眼皮下垂也很常见。

面部护理建议专注于呵护前额皱纹，保湿、营养、按摩以尽量减少皱纹产生，同时提升肌肤机能，恢复弹性和光泽。

**4. 矩形脸**

矩形脸的长大概有宽的 1.5 倍，从太阳穴到下巴的颊线是笔直的。有明显的下颌线，这种脸型与长方形非常相似，但下颌线呈斜角，长方形脸的下颌角更圆钝，下巴线条更光滑。如果长和宽的大小相似，但脸部仍是有角的，脸部将更加接近正方形，譬如安吉丽娜·朱莉（Angelina Jolie）和奥利维亚·王尔德（Olivia Wilde）。

幸运的是，这种脸型因为骨骼的缘故，面部衰老的慢，但任何松弛和下垂都会沿着下巴和颈部开始出现。

平日面部养护可针对性地紧致和加强下颌和颈部护理，以对抗这种老化，延缓颈部和下颌线松弛和下垂。

不同个体间衰老的进程是不同的，尤其在生命的后期，这种差异性更为明显，那些天然衰老较慢的个体有可能获得长寿，虽然衰老是内在的自发过程，但外界条件可以加速或延缓这种过程的进行。病理性老化是可以防止和推迟的，人们可能通过改善生活环境和生活质量去谋求减慢衰老和长寿。

尽管脸型与面部老化有一定的关系，有的人天生一副好面庞，不易老去，然如果平时不注重饮食、经常熬夜、不运动再加上抽烟、过度日晒等不良的生活习惯，皱纹照样上脸。故保持最佳的身体状态和美好心情，采用有效、安全的中医针灸保健方法，从体质、饮食上调理，用刮痧、微罐、针雕等方式调理预防疾病，减少面部问题，是让自己保持年轻和美丽的不二法门。

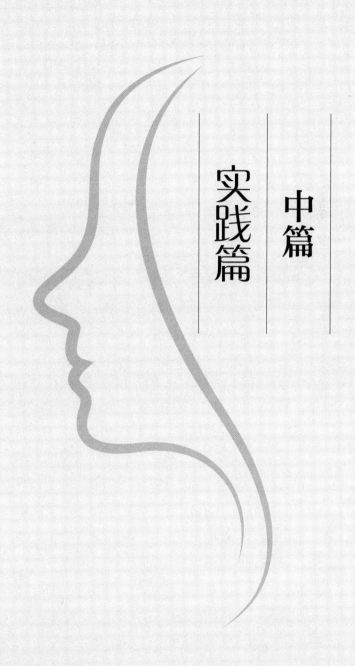

中篇

实践篇

## 第1节　耳聪目明一百岁，容颜不老靠补肾

我们每个人都会衰老，但你有没有发现人和人的衰老程度是不一样的，很多同龄人随着时间的推移，逐渐出现容貌、形体的区别，多年以后会有肉眼可见的年龄差异，有些甚至出现两代人的巨大鸿沟的表现。这是为什么呢？中医认为后天保养虽有影响，但这主要和肾有关，肾亏的人就会老得快。在这里，中医所说的"肾"和西医的"肾脏"的概念并不完全一样，西医实体解剖的"肾脏"，是指人体具体的器官，位于人的腰部，左右各一个，俗称"腰子"，主要功能是过滤人体血液分泌形成尿液。而在中医漫长的医疗实践中，一直认为"肾"具有更多的功能，它是人体的先天之本，生命之根，是人体能量的发动机，为人的生命活动提供源源不断的"精、气、神"，促进人的生长发育，同时帮助人体防御外邪抵制疾病，因此不仅涵盖西医"肾脏"泌尿的功能，还兼有西医生殖、内分泌、免疫系统等功能，对人体至关重要。那么这场同名而异义的概念是怎么导致的呢？原来在西方医学引入中国之前，中国医疗界一直被中医的学术思想统治，因此早期将西医著作介绍到中国的翻译人士，只能断章取义的将西医的kidney翻译成"肾脏"，这就造成了后世绵延不绝的争论和误解，而实际上中医的"肾"与西医的"肾脏"是两个不同的医学概念。

从中医理论和实践来看，人体一生中"生长壮老已"的背后就是肾精的盛衰消长，先天肾精资源充足，人就能正常生长发育，长得高大健美，即使年老也能耳聪目明，驻颜长寿。先天肾精不足，或后天消耗太过，人就会早衰，身体虚弱滋生疾病，容颜憔悴，短命寿夭，《素问·上古天真论》形容男女一生曰："丈夫八岁，肾气盛，天癸至，发长齿更……四八，筋骨隆盛，肌肉满壮……七八，肾气衰，发坠齿槁……八八，天癸竭，精少，肾脏衰，形体皆极，则齿发去……女子七岁，肾气盛，齿更发长……"说明人身体衰

老的速度和寿命的长短在很大程度上取决于肾气的强弱，因此中医美容驻颜、延年抗衰的核心就是要保持肾精的充足。

## 哪些信号告诉你，你可能肾虚了？

**1. 腰膝酸软、乏力尿频**

如果总是持续性出现不能缓解的乏力，腰膝酸软，身体疲倦，体质虚弱反复生病，甚至男性出现梦遗滑精，早泄阳痿，女性出现月经不调，宫寒不孕等生殖问题，往往提示您已出现肾虚。肾精是人体活动的原始动力，如果肾精充足，整个人都会活力十足，人的精神形体各方面都会得到充足的濡养，肾精不足的话，人自然也就会显得萎靡不振。腰为肾之府，主关节，肾虚之人最典型的表现往往是腰酸腿软，困重发沉。肾司二便，主生殖，肾气亏虚，膀胱气化无力，早期往往最先出现小便的正常排泄难以控制，出现尿频，或者打喷嚏、大笑时尿失禁，夜间起夜，小便清长，大便溏泻，甚至"五更泻"，就是天不亮就要排便，有些还会有男科疾病，出现生殖问题。

**2. 齿发脱落，驼背弯腰**

肾和牙齿与头发的关系非常密切，牙齿属于骨头，肾主骨，肾虚的话，骨骼得不到滋养，牙齿自然就会松动，咀嚼无力。小孩子和老年人往往牙齿不全就是因为肾气不足造成的，只有在肾气充足的时候，人的牙齿才能坚固。须发是血之余，肾之华，如果精血耗伤，就不能充养形体，润泽毛发，会表现为须发干萎、早白、脱落。肾主骨生髓，对脊柱关节的衰老，有着决定性的作用，因此，肾虚之人会早发骨质疏松，关节老化，驼背弯腰，不仅影响体态美，更影响生活质量。

**3. 头晕耳鸣、疲乏忘事**

《黄帝内经》有"肾乃藏精之所，主骨生髓，开窍于耳"，脑为髓之海，髓海赖肾的精气化生和濡养，肾气足则头脑灵敏，记忆力强，反应快捷，耳通于脑，肾虚则听力下降，耳鸣耳聋，头脑发空，记忆力减退，注意力不集中，精力不足，学习或工作效率降低等。

### 4. 眼圈发黑，面色黧黑

肾的主色为黑色，肾气不足的人往往面色黧黑，经常熬夜的人伤肾气，长此以往导致黑眼圈，有肾炎、肾病，肾不好的病人，往往有"熊猫眼"，面容不会健康美丽，肾主气化，能够温运水湿加强人体的水液代谢，因此肾虚的病人常会导致面部浮肿，眼睑浮肿，一些异常的眼袋也都与肾的功能有关。

## 为什么会肾虚早衰

### 1. 长期失眠

很多年轻人工作压力大，思虑重，经常熬夜，昼夜颠倒，甚至彻夜难眠，长时间熬夜失眠，会过度损耗肾精，破坏人体阴阳平衡，促使身体劳损难以恢复，引起肾虚，出现早衰。

### 2. 久坐不动

坐得久、动得少，人体阳气不能循环，膀胱经受到压迫，导致膀胱经气血运行不畅。膀胱经与肾经互为表里，因此可能会引起肾虚。

### 3. 房事过度、产后失养

肾主生殖，房事过度会引起肾虚。产妇生产之后，耗伤气血，如果调养不当，产后失养会导致肾虚，女性在产后不能过于劳累，要休养得当，可以采用食疗的方法来调养身体，产后禁止立即夫妻生活，应在三个月后才能进行房事，并且不可吃过于寒凉、辛辣的食物，否则很容易在产后出现体质下降，虚劳乏力的"肾虚"问题。

### 4. 先天不足

有些人出生时早产、多病，或乳母缺乏育儿经验，罹患重病，导致体质瘦弱，往往成年后比同龄人体质虚弱多病，如果不后天积极调养，加强锻炼，增加营养，往往人到中年比同龄人虚弱早衰，不能尽享天年。

### 5. 久病不愈

慢性疾病会消耗人体肾精，有病不积极治疗，把小病拖成大病，或得了缠绵难愈的慢性病久病不愈的人，往往耗伤身体精气，导致肾虚，比同龄人憔悴显老。

**6. 受惊**

惊恐伤肾。如果一个人受到惊吓，或者经常压力太大、内生恐惧，整日惴惴不安会让身体阴阳失衡，焦虑压力之下损害肾气，出现肾虚的乏力、腰酸，须发早白。

# 如何补肾养生抗衰

**1. 通过食疗补肾**

肾虚之人在生活中要注意保暖，少吃生冷寒凉的食物，多吃温暖补肾的食物，如枸杞子、山药、韭菜、核桃、芡实、莲子、板栗、松子、黑豆等。

偏肾阳虚的患者体质偏寒，明显怕冷，要多温肾补阳，帮助提升人体肾脏中的阳气，平时可以多摄入温热性质的食物，如羊肉、狗肉、鸽子肉、雀蛋、鸽蛋、鹌鹑蛋等。常见调味料如生姜、肉桂、八角茴香、胡椒都有补肾助阳、温通散寒的效果。此外，要注意尽量少吃寒性的果蔬，像是雪梨、西瓜、苦瓜等，不宜多食。

偏肾阴虚的患者虽有虚热，但体质虚弱也不能过食寒凉，要多吃咸寒滋阴养肾的食物，可以多吃鸭肉、猪瘦肉、牡蛎、干贝、海蜇等。

**2. 叩齿吞津法，补肾固齿**

也可以采用一些养生功法来补肾。闭上嘴巴，上下牙齿相扣 36 次，然后将口中的津液分作 3 小口缓缓咽下，可以补肾生津、坚固牙齿。

**3. 鸣天鼓法，补肾健脑**

端坐，上身挺直，双掌十指向后捂耳，食指置于中指上，用弹拨的力度敲击头骨后脑部的风池穴，重复动作，直至完成 36 次敲击，坚持每日 3 次，可以强肾固元、补肾健脑。

**4. 提肛运动，固精缩尿**

提肛运动，吸气时提起肛门，包括会阴部、肛门紧闭，小肚及腹部稍用力同时向上收缩，稍停，放松，缓缓呼气，放松腹部和肛门。一提一松为一次，每天 50 次，可以增强盆底肌肉的反应和收缩能力，恢复大小便的约束能力，通过提肛运动的一升一降，一呼一吸，可以固精益肾、延缓衰老。

**5. 按揉太溪、补肾回阳**

在肾经中有一个原穴，也就是肾经原气经过和停留的部位，这个原穴就是太溪穴。肾是人的先天之本，生命之源，人体的元阴和元阳都来源于它，因此古人称太溪穴为"回阳九穴之一"，认为它具有很强的回阳救逆之功，有"滋肾阴、补肾气、壮肾阳、理胞宫"的功能。也就是说，肾气不足各种症状，腰痛和生殖系统、下肢功能不利等疾病，此穴都能治。

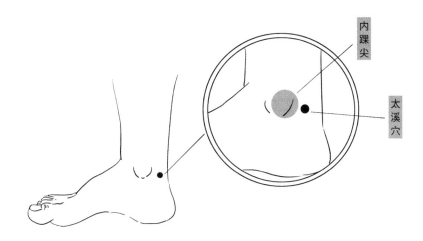

太溪穴位于足内侧，足内踝后方与跟腱之间的凹陷处。用对侧手的拇指按揉，也可以使用按摩棒或光滑的木棒按揉，注意力量柔和，以感觉酸胀为度，不可力量过大以免伤及皮肤。对绝大多数肾虚，包括西医诊断慢性肾功能不全、慢性肾炎、糖尿病肾病等，同时表现为浮肿、腰酸腿冷、浑身乏力的患者效果最为明显，对女手脚冰凉也非常有效。每天睡觉前按揉刺激这个穴位，在肾经的流注时间，即下午 17—19 点时按摩的效果更好，每次按摩 5 分钟，持之以恒，即可有好的收获。

**6. 按揉涌泉、补肾固元**

《黄帝内经》上说："肾出于涌泉，涌泉者足心也。"意思是说：肾经之气犹如源泉之水，来源于足下，涌出灌溉周身四肢各处。所以，涌泉穴在补肾固元方面具有重要的作用。按摩涌泉穴的好处，有歌诀云："三里涌泉穴，长寿妙中诀。睡前按百次，健脾益精血。能益气精神，呵护三宝物；识得其中趣，寿星随手摘。"涌泉穴位于脚底中线前三分之一交点处，即当脚屈趾时，脚底前凹陷处。经常按摩涌泉穴，可以使人肾精充足，行走有力，腰膝壮实。

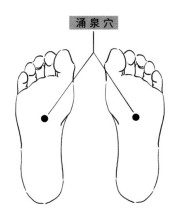

涌泉穴

# 第2节 美容要内养，养颜要养肝

驻颜色，当以益气血为先，倘不如此，徒区区于膏面染髭之术，去道远矣。

——《圣济总录》

很多人认为美容只是在身体表面涂涂抹抹、敷敷面膜，用用护肤品，顶多做做皮肤护理就万事大吉了。其实不然，好的面容气色，是靠内里的脏腑气血濡养的，脸是脏腑的镜子，脏腑是人体气血生化的源泉，人体通过经络将气血津液送达到人体肌表，外在的孔窍，因此人的外在形体容貌是内在脏腑功能的反映，脏腑功能健康，形体容貌就健美，耳聪目明，健康长寿。脏腑功能低下就会出现气色不佳、精神气弱，甚至导致损容性疾病，早衰短寿。因此美容如果只是外表的涂涂抹抹，掩盖修补，从本质上来说是本末倒置，传统医学很早就认识到这一点，上面这句美容的名言，就是来自宋代的中医名著《圣济总录》，道出了中医美容的着眼点，不是表面，核心在于内在脏腑气血，想要美容驻颜，年轻抗衰，需要从内而外调理气血，滋养脏腑，其中，养肝尤为重要。

## 肝有病会出现哪些美容问题

### 1. 黄褐斑

亚洲女性肤色偏黄，随着年龄增长面色逐渐变得暗黄，甚至被称为"黄脸婆"，其实是人体随着年龄增长，气血逐渐不足的缘故，中医认为，面容需要肝血濡养，如果肝血不足就表现为形容憔悴枯槁，须发早白，甚至面部的肝斑，就是黄褐斑的生成，尤其是女性产后气血耗伤，又容易操劳思虑，肝郁不舒，气血不能通畅运行于面部，导致瘀滞生斑，长出黄褐斑，女子以血为本，而肝藏血，因此五脏之中肝与女子美容的关系尤为密切。

**2. 川字纹、刀疤纹**

肝在五行中属木，性喜条达，喜欢疏通顺畅，肝被称为将军之官，喜欢发号施令，如果人肝气郁滞，就会抑郁不舒、愁容满面，表情纹就会加重，同时胸闷胁痛，乳腺胀满，肝郁日久化火，人就容易烦躁易怒，面有凶相，川字纹、刀疤纹都会出现，还有可能导致内分泌的失调，而内分泌失调是各种色沉、皮疹等损容性疾病的最终原因。

**3. 眼睛无神**

肝开窍于目，眼睛是人心灵的窗户，我们经常说一个人好看，会说他的眼睛很亮、眼睛会说话、眼睛有神……眼睛的功能受肝血濡养，肝血充盈，双目就明亮有神、转动灵活，肝血不足就双目视物不清，双眼无神，而且还会生干眼症、飞蚊症等各种眼病。

**4. 指甲裂痕竖纹，筋骨关节僵硬**

肝血充足人指甲就红润饱满，指甲没有裂痕竖纹，筋骨关节就活动灵活，动作敏捷，不仅有双美手，指甲红润有光泽，同时还会有柔美矫健、敏捷柔韧的体态，这也是形体美很重要的一部分。

## 如何养肝美颜

养肝的最佳方式就是好好休息，避免过度劳累，要少发脾气，心情愉快，营养充足，让肝脏顺利发挥将军之官调节气血的功能。

养肝要注意少吃辛辣油腻食品，少喝酒，少吃药，可以食补护肝，"肝性喜酸"，中医认为酸味入肝，一些酸性食物，如山楂、山萸肉、乌梅等具有保肝敛肝之效，可以酌情选用。中医素来有"五色饮食"的说法，"青色入肝经"，因此平时可多吃一些绿叶蔬菜，例如菠菜、青菜、芥蓝、青瓜等，具有滋阴润燥，舒肝养血的功效。

养血就是养肝，肝藏血，肝的生理功能是否正常发挥，与血的濡养最为密切。因此要注意养血，特别是女性一生"经带胎产"最耗伤气血，所以很多中年女性因为气血耗伤太过，变成"黄脸婆"，所以要加强营养，多吃瘦肉、血豆腐、大枣，也可以食用阿胶这样的养血补品。

很多中药都具有养肝疏肝的作用，如玫瑰花、郁金、青皮、橘络、茵陈、白芍、葛花、灵芝等，可以在中医师的指导下代茶饮用，其中玫瑰花还可以活血养颜。也可以使用中成药逍遥丸来调理，逍遥丸具有疏肝健脾，理气养血的功效，对于肝郁血虚易怒、面生色斑、月经紊乱、爱生闷气、胃胀、胸胁胀闷、盗汗、口干、口苦等患者有一定效果。

# 第3节　会吃的人会越吃越美丽

> 天食人以五气，地食人以五味，五气入鼻藏于心肺，上使五色修明，声音能彰，五味入口藏于肠胃，味有所藏，以养五气，气和而生，津液相成，神乃自生。
>
> ——《黄帝内经》

我们每一个人每一天都要经历的事情，就是吃，美容健康与吃有关系吗？当然有，现在有些年轻医生比较排斥病人询问，"得了什么病，应该吃什么，或者不应该吃什么"。他们认为病人主要是要好好配合医生的药物治疗，相比治疗用药而言，吃什么食物，或者不吃什么食物就没那么重要，其实这是比较片面的想法。古人云"民以食为天"，对饮食深入研究的国粹中医，一直是非常重视饮食与健康的关系。中医自古就有饮食禁忌，病从口入，药养不如食养之说，实际上，一个人的体质、精气神、濡养身体的气血，都是每天一勺一勺吃的饭化生而来，饮食对我们如此重要，这正是我们老祖宗的智慧。

《黄帝内经》中说："天食人以五气，地食人以五味，五气入鼻藏于心肺，上使五色修明，声音能彰，五味入口藏于肠胃，味有所藏，以养五气，气和而生，津液相成，神乃自生。"就是说，人生于天地间，受五气的影响，吃五味的食物，五气从鼻而入，进入人体心肺，五官清亮，辨色发声，五味进入肠胃成为营养物质的化源，滋养五脏，与五气相和，使人形神兼备。

## 药物有药性，食物有食性

中医饮食养生的核心是"食物性味"。大家知道中药有性味，黄连是苦的、寒的，大枣是甜的、温的。其实中医认为食物也有食物的性味，古人根据长期生活与食疗养生的观察总结发现，我们日常所食用的食物中，分为三大类，寒凉是一类，温热是一类，既不寒凉也不温热的属于平性是第三类，平性居多，温热次之，寒凉更次之。温热性的食物，如辣椒、姜具有温补散寒，温经活血，温肾助阳等功效；寒凉性的食物如苦瓜、西瓜具有清热解毒，泻火凉血，滋阴生津等作用；平性的食物则没有特别的偏向。此外，食物还有味道，中医将食物的味道概括为酸苦甘辛咸五味，甘常带淡，酸常兼涩，故又称为酸苦甘淡辛咸涩。日常我们常用食物中，甘味为多，其次咸味酸味，再次辛味，苦味最少，像我们日常吃的主食，米面多属于甘味，各种甘甜的水果，还有红糖、蜂蜜、桂圆肉等等都是甘味的，具有补益脏腑气血的作用。咸味的食物，如食盐、海带、紫菜、海虾、海蟹，各种海鱼、牡蛎具有软坚散结，益肾敛阴和一定的补益精血的作用。酸涩的食物，如乌梅、山楂、柿子、酸菜、醋等等，具有一定的消积化食、敛汗止泻、固精涩小便的作用。中华料理里的很多配料，葱、姜、辣椒、胡椒、黄酒等等都属于辛味，具有辛香走窜，芳香避秽，行气活血等作用。如苦瓜、苦丁茶这样的食物属于苦味，有清热泻火的作用，还有一定健运脾胃的功效。纯淡味比较少见，常与甘味共见，如冬瓜、藕、薏仁米等等都属于甘淡，在滋补的同时，有渗湿利尿消肿作用。

与药物的性味相比，食物的性味很缓和，而且大多对身体有补益作用，虽然食性柔和，但是因为人每天都要吃食物，所以与人们的关系可能更为密切，不同性味的食物，因四性五味的不同，进入人体的脏腑经络，滋养脏腑皮毛骨骼，发挥不同的作用，因此，如何选择合适的食物，就尤为重要。

中医饮食驻颜和延年抗衰原则是了解食物的性味，辨别自身体质，辨证用膳，进行相应的调理，虚则补之，实则泄之。

## 怎样越吃越美丽

虚寒体质：对于虚寒体质的人群，容易出现面黄肌瘦，苍白乏力，早衰长皱纹，怕冷浮肿等等气血不足的虚寒表现，要少吃一些寒凉性的食物，多吃一些温补性的食物，可以多吃一些温补气血脾肾的食物，如桂圆肉、大枣、阿胶、红糖、黑芝麻、核桃肉等等。

热性体质：热性体质的人容易长痤疮、口疮、唇炎、玫瑰糠疹，面部疖肿这些热毒为患的疾病，或便秘、口臭，要注意清热泻火、通利二便，少吃一些辛辣温热的食物，要避免吃辣椒、姜、蒜、羊肉、煎炸烧烤类等等这些辛温发散，助湿生热的食品；可以多吃一些苦寒的清热的食物，适度吃一些苦瓜、冬瓜、藕、绿豆汤、薏米粥等等清热利湿的食物。

阴虚体质：肝肾阴虚容易导致黄褐斑、脱发白发、皱纹耳鸣、牙齿松动、眼花目涩，或阴虚火旺燥热、盗汗、五心烦热，这就要多进一些咸寒滋补的食品，如牡蛎肉、鲍鱼、桑椹、牛乳、羊奶等。如肺阴不足导致的皮肤干燥、口唇干涩等等，就要多进一些甘凉滋补的食品，如梨、荸荠、银耳、木耳、甘蔗等，少吃一些辛燥伤阴的食物，如生姜、辣椒、胡椒等等。

此外，在饮食的食用时节上也要注意天人相应，在季节上要"用热远热，用寒远寒，用温远温，用凉远凉"，就是说寒冷的季节要少吃寒凉的食物，冬天就不要再吃冰镇的饮料和水果、绿豆汤、苦瓜片儿了，否则会损伤人体的阳气。炎热的夏季，辣椒、烧烤煎炸就要少吃，以免燥热伤阴，在北方地区尤其夏季是燥热当令，而不像南方湿气较重，如果再过食辛辣刺激、煎炸烧烤，就容易内生湿热，导致口舌生疮，面生疔疮等一些损容性疾病。此外，食材的搭配，烹调方式的选择，也能有效的帮助饮食美容，譬如女性生理期保健常用的生姜红糖水，其中生姜加强了暖宫效果，红糖又有补益阴血的作用，就是很好的食材搭配增强效果的一个范例。譬如夏天炒苦瓜的时候，加少量辛热的辣椒可以兼制苦瓜苦寒的天性，一些痤疮、皮炎有内火的病人，长期服用也不会苦寒伤胃。用薏仁米熬粥治疗一些脾虚的浮肿和眼袋的同时，也可以加一些红枣，用红枣的温性来兼制薏仁米的寒凉，那么即使长期服用也不用担心会损伤脾胃。

虽然人体有自我调节功能，食物偏性不会立竿见影，偶尔吃一次两次好像不会有特别的变化，但是长期不良的饮食嗜好，就会对身体产生深刻的影响，导致脏腑功能失调，诱发疾病的发生。

## 疾病的饮食忌口

中医认为很多疾病有饮食忌口，药王孙思邈就说过，恶创瘥愈以后，要百日慎口，否则恶疮复发，所以长痈疽的病人，一定要忌口。譬如一些面部的痤疮、皮疹、疮疡、毛囊炎，头部的油风、头癣，这样的病人要少吃一些辛辣香燥的食物，包括辣椒、花椒、葱、姜、蒜、韭，还有羊肉、狗肉、鹿肉、无鳞鱼等热性发散的发物。对一些脾虚多痰湿肥的病人，要少吃一些富含油脂、使用煎炸的食物，少吃容易生湿的甜品、奶制品等等。一些脾胃虚寒的肥胖浮肿和眼袋的病人，要少吃生冷寒凉的食物；消化不良、脾虚纳呆、腹部肥胖的人也要少吃一些黏腻难消化的食物，如糯米做的元宵、年糕等。

最后给大家介绍一个老祖宗为咱们中国人设计的营养食谱，《黄帝内经》中记载的：五谷为养，五果为助，五畜为益，五菜为充，气味而服之，以补精益气，容颜白美。意思就是说要饮食均衡，五谷杂粮为主，果蔬菜蛋为

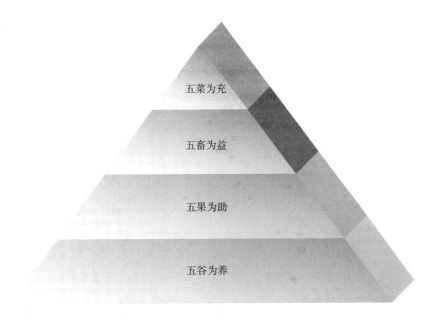

辅，补充瘦肉鱼禽，这个食谱与现代营养学的膳食宝塔惊人相似，不由让我们叹服祖先的智慧。

所以在看完本节内容以后，现在当您再看到别人粉里透红，吹弹可破的肌肤时，就不要羡慕人家先天生的好，还要明白这主要是人家后天饮食自律的好。

# 第 4 节　美丽会挂相，养心最养容

"人非草木，孰能无情"，人对外界刺激一定会有不同心理反应，中医将这些不同的心理反应概括为"七情"，主要是喜、怒、思、忧、悲、恐、惊七种情绪，其中思和忧接近，恐和惊接近，又被称为"五志"。七情也好，五志也罢，都是人体对外界客观事物的不同反映，是生命活动的生理反应，正常情况不会使人生病，只有七情过度才会有损健康，影响人体身心。由于皮肤是人体最大的感觉器官，情绪尤其对皮肤的影响最大，皮肤表皮角质层下分布了大量的神经末梢，情绪紊乱影响人体皮肤的色泽与光度，我们经常说恋爱中的人是最美丽的，就是恋爱的幸福感，促使人体分泌荷尔蒙，改变皮下组织中血液和体液的代谢分泌，提升皮肤的功能，因此人的心情好坏会呈现在皮肤上。在突然、强烈或长期性的情志刺激下，超过了人正常的生理承受范围，就会使脏腑气血功能紊乱，在皮肤表面反映出来，我们在紧张时头皮发痒、烦躁时头皮屑增加、睡不好觉狂掉头发，都可能是不良情绪带来的直接后果。临床上，白癜风、神经性皮炎、银屑病、斑秃等疾病多数都是由于受到强烈的精神刺激而诱发，痤疮、脱发、湿疹等损容性疾病本来控制得不错，已经挺稳定，在受到不良情绪刺激以后就会出现反弹暴发，经常感到不安全和不愉快的人，免疫力低下，也容易出现皮肤病。

## 情绪过度对人体脏腑气血的危害

喜：当人过度高兴时，会心气涣散，出现语无伦次等失态的表现，如范进中举的突发癫狂，就是典型的大喜伤心。

怒：愤怒会使肝气上逆，人表现为面红目赤，甚至会青筋暴露，面目狰狞，严重的发作眩晕头痛，突发晕厥等脑血管疾病。

思：思虑太过，容易导致人斤斤计较，郁郁寡欢，易钻牛角尖，耗伤阳气，损伤脾胃。

忧：心情的抑郁不舒，导致气机郁结，愁眉紧锁，损伤脾胃，缺乏食欲，疲惫无力，甚至心悸，失眠多梦，皮肤也没有光泽，面色萎黄。

悲：过于悲痛，会导致人面色苍白，语声无力，语音低微，损伤肺气。

惊恐：惊和恐常常合并在一起并称"惊恐"，恐与惊密切相关，而且多先有惊继而出现恐，惊多为不自知，事出突然而受惊吓；恐为自知而胆怯，乃内生之恐惧。过度惊恐会导致病人肾气损伤，临床经常可以看到惊恐之后病人面色苍白，甚至大小便失禁，后期出现腰酸畏寒、遗精滑泄等肾虚症状。

## 情绪异常会导致什么样的美容问题

### 1. 白发、脱发

精神压力太大或是受到创伤后，激素的陡然增加会让血液循环出现问题，从而使头发突然脱落。每天焦虑不安会导致出现白发，压抑的程度越深，白发、脱发的速度也越快。只有当我们调节好心理状况时，头发才会重新生长。

在积极治疗的同时，在忙碌的生活之外要保持适当的运动，通过深呼吸、散步、做瑜伽等方法减轻压力，精神平静后头发就会焕发光彩乌黑，充满生命力。

### 2. 痤疮

情绪的波动会导致内分泌紊乱，成人痤疮通常是精神高度紧张的结果，也与焦虑状况下进食大量甜食和高热量食品有关，女性比男性更为敏感，尤其是育龄女性每个月来"大姨妈"，还受到激素波动的影响，在现代社会，职业女性面对巨大的工作压力和竞争压力，身心俱疲，即使已过青春期，脸上也会出现压力性痤疮，而黑头粉刺大多与过食辛辣和大量的户外奔波有关。

良好的生活习惯、充足的睡眠是战胜痘痘最好的美容方法，要尽量减少熬夜，避免因情绪或压力造成的失眠。为预防痘痘，在日常生活中还应注意均衡饮食，用餐保持愉快的心情，应选择适宜的化妆、保养、清洁用品等。

### 3. 银屑病

研究发现，40% 以上的银屑病患者在发病前有精神紧张史。临床经验证明，保持乐观向上心态的银屑病患者，其预后明显好于悲观失望者，因此积极向上的心态是战胜银屑病的法宝。此外，饮食方面银屑病患者要少吃辛辣刺激类食物，忌大量饮酒抽烟等不良嗜好，沐浴时切忌洗烫水澡、搔抓或机械性刺激，并要注意贴身衣物以纯棉为宜。

### 4. 神经性皮炎

性格急躁情绪不稳定的人，就容易发生神经性皮炎。有统计显示，神经性皮炎患者在发病前一年内往往有不同程度的不良事件刺激，如家庭矛盾、经济问题、工作学习压力等，因此避免情绪激动和精神刺激，放松心情，快乐生活是防止疾病复发和加重的关键。此外，神经性皮炎的治疗应解除可能发生的病因，避免局部瘙痒抓挠，忌热水烫洗和肥皂洗，禁食辛辣刺激性食物。

### 5. 白癜风

白癜风是一种易诊难治的脱色性皮肤病，患者中有相当一部分病例的病情加剧与脾气暴躁、精神紧张、心理压力过大等因素有关，对白癜风的发病原因统计发现，由精神因素诱发的比例占了相当大一部分，多数是精神过度紧张或思想过分压抑。因此，在白癜风的治疗中保持情绪稳定，精神乐观至关紧要。

### 6. 消瘦和肥胖

情绪对人的形体也有很大的影响，有些肥胖的病人，就是因为心理上受了一些重大的创伤，需要不停地进食，化焦虑为食欲，才能缓解不良情绪，焦虑感，导致病态亢奋的食欲，出现了异常的肥胖。有些病人因为受到大的情绪打击时，一点食欲都没有，出现消瘦，最极端的病例是神经性厌食症的病人，身体已经很缺乏营养了，但是还顽强地抵抗食欲，这时都需要心理医生的介入。

### 7. 表情纹

面部大部分肌肉都参与了人的表情活动，所以面部的肌肉又被称为表情肌，七情常常通过表情、声音、人的行为举止表现出来，高兴时满面笑容，悲哀时愁眉苦脸，思虑时蹙眉皱额，愤怒时怒目切齿、面红耳赤，很少有人面无表情，因此七情是能改变人的容颜的。过度的表情会导致过度的表情肌的收缩，使局部的皮肤弹性减弱而产生表情纹，比如经常喜欢皱眉的人，在眉间就会出现明显的川字纹，经常垂头丧气的人就会愁眉苦脸。

因此，到一定年龄，您紧锁的双眉，就向外界传达了您的紧张和焦虑，面部的色斑和痤疮，透露了内分泌失调的机体，睡眠的不佳和生活不规律，或者不健康的饮食习惯。日积月累，您面部的容貌，神情和形体姿态，都出卖了您的性格、生活习惯和身体的病理、心理状态，所以我们说相由心生是有一定道理的。

中医有一句话叫：药养不如食养，食养不如心养，这个心养就是中医情志调养。要培养自己有自我控制能力，不管遇到什么事情，都能够理智地控制感情，要心态平静，荣辱不惊，不为外界影响，不要股市跌了，就抑郁焦虑，职位降了，就心灰意冷，一个心理健康的人，应当内心富足，具备幸福感。一项由英国和美国学者共同主持的研究显示，人一生中幸福感呈 U 形曲线变化，早期与末期往往感觉良好，中间过程却感觉最坏，这段时间就是人们常说的中年危机，人至中年面临着晋级、升迁、失业、破产等带来的精神压力，能否用一种正确的心态来化解压力至关重要，化解不当会给身心带来极大的危害。适度的压力是动力，可以让生活更为精彩，但若压力过重，不能化解就容易引起各类心身疾病。因此，在生活中要以良好的心态正确对待名和利、得与失，根据自己的情况量力而为，制定合理的目标，积极行动，顺其自然，以自然为师，虚怀若谷、柔韧如水，以四季的更替看待人生的生老病死，寻求积极良性的情绪互动，消除不良情绪影响，保持乐观、积极、宽容的生活态度，创造丰富多彩的生活，只有这样才能延年益寿，防治疾病。

# 第5节 四季养颜中医秘诀

一年当中春夏秋冬四季的温度不同、湿度不同、人体内在的脏腑气血运行不同，肌肤的需求当然也就不同。而我们皮肤的保养，一定要随着季节的转变而调整，过去那种"一瓶管全年"的方式，从中医角度来说完全不符合肌肤养生美容的需要。

## 春季

春三月，此为发陈。天地俱生，万物以荣，夜卧早起，广步于庭，被发缓形，以使志生，生而勿杀，予而勿夺，赏而勿罚，此春气之应，养生之道也；逆之则伤肝，夏为寒变，奉长者少。

——《素问·四气调神大论》

春天，气血升发，身体机能变得活跃起来，新陈代谢加快，对皮肤起滋润作用的皮脂腺分泌开始逐渐变得旺盛；日照的时间开始加长，阳气萌动，刮起春风，空气干燥，气温忽冷忽热，万物复苏，人体蓄积一冬的积热郁毒，趁着阳气的生发，发于肌表，是皮肤病高发的季节。此时的肌肤脆弱敏感，花粉飞扬，容易导致皮肤过敏，这也是容易出现过敏或斑疹等异常皮肤现象的季节。

春季护肤要点：保湿、防晒、防止季节性过敏。保湿透气是重点，干燥的春风，会很快就把肌肤表面的水分吹干，皮肤会经常有干燥紧绷的感觉。清洁产品应避免使用泡沫多脱脂强的面皂，以免刺激肌肤，使用性质温和滋润保养的洁面产品，春天皮肤血管、毛孔扩张，皮脂分泌开始旺盛，比较厚重黏腻的膏霜就不要用了，否则会堵塞毛孔，影响肌肤的正常呼吸，建议使用比较轻薄的乳液或凝露，每周可以敷一到两次保湿面膜，保持皮肤湿润，顺应皮肤的新陈代谢，可以酌加舒缓的去角质。

春天虽然紫外线不是最强烈，但日照的时间已经明显加长，因此从春天开始就要重视防晒，每天认真做防晒，做好物理防晒或化学防晒。此季节防晒产品的防晒指数不必过高，一般 SPF15 PA++ 就足够了，过高会给皮肤增加负担，尤其是敏感性肌肤。

春季是皮肤的易敏季节，气候忽冷忽热，另外还有花粉和春风的刺激，容易过敏的皮肤在这样的条件下变得不安定，随时处在高度警戒中，一旦受到外界刺激，就会导致皮肤发痒、脱皮或是起一片片皮疹等，要特别小心。在这个季节，要远离过敏原，戴上口罩、墨镜，少吃海鲜、羊肉、辛辣刺激的发物，不要随便更换护肤品，如果更换一定要做皮肤试验，方法是将要使用的产品涂抹在耳后皮肤比较细嫩的地方，观察反应，若出现发炎、泛红、起斑疹等，则应避免使用。

## 夏季

夏三月，此为蕃秀。天地气交，万物华实，夜卧早起，无厌于日，使志勿怒，使华英成秀，使气得泄，若所爱在外，此夏气之应，养长之道也；逆之则伤心，秋为痎疟，奉收者少，冬至重病。

——《素问·四气调神大论》

夏天，是一年当中气候最湿润的季节，即使是干性肌肤，在夏天都会比较滋润，保湿不再是护肤重点，而夏天的紫外线是最强烈的，预防光老化和防晒是这个季节的"第一要务"，在晒黑的同时，恼人的斑点也会出现。另外，高温天气会导致油脂分泌旺盛，脸上总是油乎乎的，容易堵塞毛孔，导致痘痘暴发。

夏季护肤重点：加强防晒、美白、控油、祛痘。要养成物理或者化学防晒的好习惯，在出汗或皮肤被弄湿的情况下，还要记得"补涂"。盛夏季节因为出汗多，因此要注意皮肤的清洁，洗脸选择清爽型产品，但注意不要过分清洁，避免在去掉污垢的同时把肌肤的油脂全部洗掉，否则皮脂腺就会分泌更多的油分来补充过度流失的油脂，因而形成"越洗越油"的恶性循环，油性肌肤的人群外出时可以酌情使用吸油面巾纸在面部T区吸油，这个季节，是属于中医所说的皮肤长养季节，避免使用过多护肤品，清洁之后清爽的养肤水和乳液就可以，为肌肤减轻负担，让肌肤自然清爽。可以用啫喱、凝露类比较轻薄的产品，一些含有中药薄荷、柠檬或芦荟等成分的护肤品，具有控油抑痘、舒缓功效特别适合这个季节使用。

油性肌肤夏天会更爱出油，少吃高油脂的食物，不要吃煎炸烧烤、辛辣刺激的发物，避免暴晒，痤疮皮肤这个季节会反弹，饮食要清淡，睡眠规律，同时使用一些含有中药洁肤祛痘的护肤品或面膜，必要的话，服用中药来减少油脂分泌。

## 秋季

秋三月，此谓容平。天气以急，地气以明，早卧早起，与鸡俱兴，使志安宁，以缓秋刑，收敛神气，使秋气平，无外其志，使肺气清，此秋气之应，养收之道也；逆之则伤肺，冬为飧泄，奉藏者少。

——《素问·四气调神大论》

秋天，天气逐渐凉爽，空气中的湿度降低，不如夏天滋润，一个夏天的消耗和暴晒，在这个时候有所反应，肤色会显得发暗，出现一些斑点，皮肤有紧绷和干燥的感觉，敏感皮肤会有一些病理症状。

秋季护理重点：保湿、防晒、防敏、去角质。秋季要加强保湿，夏天使用的比较轻薄和有冰凉感觉的含有薄荷、金银花、酒精等成分的产品都不可以再用了。可以在保湿化妆水之后加上保湿精华，再用保湿乳液，一周三次甚至一天一次使用保湿面膜，保持肌肤的水润状态。秋季也是敏感高发期，空气干燥，浮尘花草传播，天气忽冷忽热，要注意保湿防敏，敏感肌肤大多是干性肌肤，要给予肌肤充分的补水和滋润护理，才能减少或避免肌肤敏感现象。

四季之中秋天的肤色相对不好看，晦暗不滋润，这与秋天主收敛、皮肤的新陈代谢放慢、老化角质代谢缓慢有关系。这个季节，我们可以适当地给面部皮肤刮刮痧，活通气血，或者用去角质产品，促进老化角质脱落，并及时补充营养物质，让肌肤焕发光彩。秋天没有夏天那样强烈的紫外线，气候凉爽，这个时候可以针对性使用美白淡斑产品，也可以进行一些光电科技保养。

## 冬季

冬三月，此为闭藏。水冰地坼，勿扰乎阳，早卧晚起，必待日光，使志若伏若匿，若有私意，若已有得，去寒就温，无泄皮肤，使气极夺。此冬气之应，养藏之道也；逆之则伤肾，春为痿厥，奉生者少。

——《素问·四气调神大论》

冬天，气候寒冷环境干燥，几乎所有的肤质都会有缺水现象，即使油性肌肤也会感觉到干燥或紧绷。干燥的冬季，也是皱纹和缺水纹最为显露的季节。敏感性肌肤也会因干燥气候而经常出现皮肤问题，红血丝皮肤在这种寒冷季节也会变得更加明显。

冬季养生护肤要点：滋润、保湿、防晒、抗老化、防皱。整个冬天都要使用含有油脂的滋润型保湿产品，不仅是脸部，身体肌肤也会有明显的干燥、脱屑甚至瘙痒现象，因此无论是脸部的护理还是身体的护理都是要以油润为主，加倍加量为肌肤补充油脂及水分。在干燥的冬天细纹干纹会变得非常明显，如果不加强护理，缺水纹很容易转变成永久性的皱纹，可以使用比较轻薄的抗皱乳液，叠加油脂含量更多的抗皱霜。冬天室内室外温差大，因毛细血管扩张导致的红血丝现象变得非常明显，可以使用专门治疗红血丝产品。寒冷的外部环境会使人体的新陈代谢速度降低、血液循环变缓慢，中医面部按摩可以使面部皮肤血液循环增强，促进新陈代谢，增强面部肌肤和肌肉的弹性和张力。冬天日照不强，是激光祛斑治疗的最好季节。

# 第 6 节　十二时辰养颜中医诀窍

中医歌诀：寅时气血注入肺，卯时大肠辰时胃。巳脾午心未小肠，申属膀胱酉肾位。戌时心包亥三焦，子胆丑肝各定位。

人体有十二经络，传统中国人把一天划分十二时辰，对应十二经络，《灵枢》"经脉流行不止，与天同度，与地同纪"即是此意。不同的经络会在不同的时辰出现气血开合，发挥人体不同的功能，由此相应进行养生养颜，就可以起到事半功倍的效果。十二时辰的循行次序按照子—丑—寅—卯—辰—巳—午—未—申—酉—戌—亥定时，相应对应人体经络次序胆—肝—肺—大肠—胃—脾—心—小肠—膀胱肾—心包—三焦经。

子时（23：00—01：00）：子时足少阳胆经当令，子时一阳生，这个时辰人体的阳气开始生发。中医认为正常的睡眠是白天浮越在体外的阳气在夜晚回归体内并与阴气相交，阴气在体内收敛阳气，阴阳相交完成休养生息的过程，而这一过程也是主神明的心火下济主藏精的肾水，水火既济，实现阴阳平衡。子时一定要已入眠，人体才能实现阴阳的相互滋养，保证阳气的如期生发，晨醒后头脑清醒、气色红润，反之，经常熬夜甚至失眠耗伤人体精气，患者往往面色憔悴，易生疾病，部分人还会心虚"胆怯"。

丑时（01：00—03：00）：丑时足厥阴肝经当令，此时肝血生发，肝藏血，主筋，人的精神意识思维活动都要靠肝血濡养，《黄帝内经》讲"卧则血归于肝"，这时一定要熟睡，才能充分滋养肝血，筋就是关节筋膜等具有弹性的组织，也包括皮肤胶原纤维和弹性纤维，现代医学研究已发现夜晚熟睡时，是皮肤细胞生长修复最旺盛的时刻，细胞分裂的速度要比平时快，因此此时良好的"美容觉"对皮肤修护至关重要。同时这一时段，皮肤对保养品的需求和吸收能力也最强，这时使用富含营养物质的滋润晚霜，会使保养达到最佳效果。如果丑时不入睡，肝无法完成新陈代谢，就会出现精神倦息、烦躁不安，眼干、头晕，女性乳腺疾病，月经不调甚至出现肝斑。

寅时（03：00—05：00）：寅时手太阴肺经当令，肺主气，朝百脉，肝在丑时将气血新陈代谢之后，将由肺在寅时循环送往全身其他脏器，保证人在清晨面色红润，精力充沛。寅时这个时辰人要进入深度睡眠，气血才可顺利流通完成肺的功能，老年人肺气不足容易在这个时段醒来，慢性肺病、反复鼻炎不愈的人在这个时辰往往有深睡眠问题，会出现夜咳、晨喘等症状，要注意积极治疗原发病。

卯时（05：00—07：00）：手阳明大肠经当令，大肠经主排泄，肺与大肠相表里，肺将气血输布全身，同时促进大肠蠕动，食物中水分与营养被吸收，卯时人有胃肠蠕动出现便意，需要排出头天的代谢废物，如果不能及时排便，或者长期便秘，宿便蓄积，就会导致皮疹痤疮、腹型肥胖，甚至脂肪肝、糖尿病等疾病。这一阶段是人体脏腑苏醒，新陈代谢的时刻，需要因势利导顺应机体的代谢需求，有些人脏腑失调，新陈代谢机能紊乱，会出现便秘、腹胀、口苦、口干、口臭等现象，甚至出现面部、眼睑的浮肿，可以服用润肠通便、消积导滞的中药帮助排泄，也可以使用药食同源的赤小豆、薏仁米这样有一定排湿气消肿作用的中药药膳保健，此外日常要增强运动，加强身体机能。

辰时（07：00—09：00）：足阳明胃经当令，胃经最旺，代谢完毕，此时要养胃健脾，补充化源，这一时段是人体进食的时刻，合理安排早餐，均衡营养，脾胃是人体后天之本，脾胃经的气血不足直接影响人体健康寿命，导致身体虚弱、面部萎黄等。所以这个时辰，人要留出时间，给脾胃有机会摄入水谷精微，充分享受营养均衡、品种丰富的早餐，即使脾胃虚弱，没有胃口的人群，也要适度少食，帮助气血的滋养。科学研究发现，长期不吃早餐，会造成消化不良等胃部疾病，甚至诱发胆结石。

巳时（09：00—11：00）：足太阴脾经当令，脾主运化，把胃消化后的食物转化成的水谷精微分配到人体的四肢百骸当中，脾统血，开窍于口，其华在唇，脾的功能好，运化吸收功能好，脾胃健康的人群这一时段精力充沛，头脑敏锐，嘴唇红润，皮肤的机能达到高峰，皮脂腺的分泌活跃，最是光彩照人的时刻。脾虚的病人会出现胃脘胀满、难以消化，甚至食后困倦，萎靡不振，表现为面色萎黄或㿠白，气色差，肌肉松弛，脾虚生湿，有些人表现为湿气重，在这一时段，出现周身困重、水肿虚胖。思虑过度会伤脾，如果思虑伤神过度，就会诱发这些症状，脾虚的人群在这一时段就要注意不要劳心伤神过度，早餐也不要吃过多难以消化的食物，可以少食早餐之后，在此时适度补充一些有营养好消化的辅食，如牛奶、干果、水果等等。

午时（11：00—13：00）：手少阴心经当令，心主神明，这一时刻要宁心安神，以养心血，注意午饭不要食入过饱，不要过于兴奋，饭后小憩片刻是最佳养生方式，因为午时一阴生，这个时辰人体的阴气开始生发，与子时阳气生发相对。因此建议在午时午睡片刻，让肾水上济心火，心火下温肾水，水火既济，交通心肾，对于养心大有裨益，不仅可使下午乃至晚上精力充沛，长此以往还有延年益寿的功效。

未时（13：00—15：00）：手太阳小肠经当令，这个时辰小肠开始默默发挥功能，分清泌浊，将水液归于膀胱，下出小便，糟粕送入大肠，调整人一天的新陈代谢，此时身体逐渐产生倦怠感，皮肤的老化往往是在这一时段发生，老年人和体质虚弱的人群不建议在这一阶段处理高强度的工作。此时段建议做一些书法、绘画怡情养性的活动，爱美的人士在这一时段要对皮肤追加保养，可额外用些保湿喷雾、保湿营养面膜等等，防止肌肤早衰出现皮肤下垂和细小皱纹的产生。

申时（15：00—17：00）：足太阳膀胱经当令，膀胱经是从人体面部经后脑沿脊柱一直到足的一条经脉，膀胱经是人体最长的经络，由上到下贯穿头、颈、背、腰、腿、足，膀胱经不通，容易出现头痛，颈项不舒，腰背疼痛等现象，这个时段，需要疏通膀胱经，肢体需要伸筋活动，可以在办公室做些八段锦、工间操，伸展颈项腰背，疏通膀胱经，防治气血郁滞，做做面部、头部按摩，有助于明目养颜，醒神健脑。

酉时（17：00—19：00）：足少阴肾精当令，肾经最旺，肾主藏精，藏生殖之精和五脏六腑之精，为先天之本，经过申时的膀胱经的排泄，人体在酉时进入贮藏精华的时辰，这一时段可以看出人体体质的差异，肾精充盛的人群这一阶段精力尚足，一天生化有余的肾精还可保留用于机体储备，肾亏之人此时就出现力不从心，疲惫劳累，盼望早早下班回家休养。这段时间适宜身体保养，可以散散步，逛逛公园，呼吸天地的精气，吃点儿有营养的滋补品，肾虚的病人做做保养，艾灸温补，还可以做身体和面部的营养面膜、美容保养。

戌时（19：00—21：00）：手厥阴心包经当令，心包经此时最旺，心包为心之外膜，是心的保护组织，心包经是代心受过的大臣，所以心脏的病症和问题都可以通过心包经的调理来改善和治疗，这一时段阴气正盛，阳气将尽，邪不能容，容之伤心，故喜乐出焉，所以人容易出现抑郁不舒，悲从中来，这个时候要注意保持愉悦开心，保证心情舒畅，阳气伸展，可以和朋友娱乐谈心，看戏听曲，适度散心，不要闷闷不乐，也不要过于激动，也可以通过刮痧按摩疏通心包经，预防心脑血管疾病的发生。

亥时（21：00—23：00）：手少阳三焦经当令，亥时三焦通百脉，三焦包括上焦、中焦、下焦，是六腑中最大的腑，上焦是主上部心肺，中焦是主中部脾胃，下焦是主下部肝肾，现在认为三焦是人体水液能量的通道，调理三焦经可以调畅周身百脉气血，也就是有疏通水道加速水液代谢，血液循环，同时有调节内分泌等作用。三焦通百脉，亥时入眠，百脉可休养生息，因此不要熬夜，保证亥时入睡，可以起到改善面色，休养生息，预防疾病，延年益寿的作用。

## 中医五行体质养生美容

我们在日常生活中会发现，很多人年龄相同，但是生活习惯、饮食爱好大相径庭，相应喜欢的锻炼运动方法也都不完全一样，从中医角度来说，这是因为大家生来体质不同的缘故，我们每个人生下来都五行俱足，但是却有不同的五行倾向，因此有不同的饮食偏嗜和性格特征，我们应该根据自己的五行体质特点选择适合自己的养生方式。中医五行体质养生美容就是以《黄帝内经》和《易经》中的五行、八卦理论，根据每个人的肤色、体形、性格以及对外界变化的反应等等特征，归纳出木、火、土、金、水5种不同体质类型，不同体质的人群容易出现不同的健康问题，倾向罹患不同的疾病，因此要有针对性的养生保健，中医五行体质养生美容理论是非常实用有效和极具中医特色的中医养生美容理论，非常值得推广，在本章节中我们就仔细了解一下不同体质人群的不同养生办法。

# 第7节　木行人养"肝"才美丽

巽卦人，属风，性阳，主动。

——《周易》

### 1. 如何辨识木行人

木行人都有什么样的形体特征呢？木行人，《周易》中称其为巽卦人，属风，性阳，主动。木行人从体型来看，一般身材细高，即使个子不高也给人修长挺拔的感觉，长脸、细颈，骨骼细长，身体瘦高而露骨，令人感觉很直，面色往往白中带青，四肢青筋明显，手指细长少肉。男性可能会喉结突出，身材挺拔，气宇轩昂；女性身形纤细修长，行动敏捷，来去如风。

### 2. 木行人的性格特点

木行人生而具备草木生发的属性，有种子发芽一样的生命力，顽强而勇往直前，属于阳性体质，好似将军，喜欢发号施令，令行禁止，能力和执行力强，往往活力四射，精力充沛，气场强大，绝非萎靡不振、消极颓废之辈。木性的生发之力让木行人天然地喜欢挑战，热爱学习，是终身学习的实践者，对喜欢的工作积极主动、目标明确，往往思维清晰，敏捷能干，只要循序渐进一般都能实现自己的目标，往往对一般人望而生畏的高智力工作游刃有余。如果难以判断一个人是否属于木行人，可以给予他适当的竞争，挑战往往会激发他的天性，愈挫愈勇，让他表现出真实的天性。木行人好奇心强，喜欢冒险，喜欢接触新领域，结交新朋友，往往比同龄人显得年轻外向、有活力，即使岁数较大往往也很时尚不落伍，性格争强好胜，健康的木行人多是生活乐观，思维开放的乐天派，同时又执着坚定，乐于从事有成就感、对抗性强的工作，享受成功的喜悦，只要因势利导，往往事业有成。但是，木行人容易肝火旺，不善包容，锋芒毕露，好与人争执，胆气足，喜好自由，不喜约束，不能受挫，阴木之人敏感神经质，易激惹。

**3. 木行人易罹患的疾病**

因为先天属性特点，木行人特别容易患神经功能失调的疾病，如焦虑、抑郁、头晕、失眠、偏头痛等神经精神疾病，还容易因暴躁激动导致心脑血管疾病，如肝阳上亢导致高血压、脑出血。还会容易肝脏功能失调，出现胆囊炎、脂肪肝等肝胆病，容易在面部、胸背部等形成湿疹、痤疮等皮肤疾病。风性善变，木行人性格一般不稳定，时而柔顺、时而倔强、时而暴躁，容易出现气郁血瘀，往往由于肝气不舒而导致气滞血瘀，临床出现胸闷、胸痛、内分泌失调，女性妇科疾病或难以治愈的黄褐斑等问题。木行人遭受挫折后，缺乏韧性，挫败感重，容易出现心理问题，但因为生来生命力很强，很少一蹶不振。

**4. 木行人的养生美容**

木行人养生美容要注意养肝，保持心情愉悦，肝气畅达，可以常服一些茉莉花、玫瑰花这样疏肝开郁的花茶，饮食上应以清淡为原则，少食辛辣刺激耗伤肝阴的食物，戒除烟酒，多喝绿茶、花茶。不要过劳思虑过重，以免损伤肝血，保持充足而有规律的睡眠。木行人的性格要加强修养，学会包容，克制过激情绪，尤其要避免暴怒生气而伤肝，要学会调整心态，放慢节奏。木行人往往生命力强，在同龄人暮气沉沉时还雄心不减，因此中年之后可以多和年轻人交往，感受年轻的生命力。适合量力而行多做运动，建议多在大自然中活动，草木山林中最能感到生命力的呼应，天人相应的交通和谐，登山望海，摄影旅游都是木行人乐此不疲的运动。日常多倾听旋律优美，温馨舒畅的音乐，如《春江花月夜》，曲调温暖如大地回春，具有万物生发，活泼通达的特点，能够迎合木行人生发的天性，养血柔肝，舒展气机。

自我穴位治疗：常按揉肝经的太冲、行间两处穴位，以及三阴交穴对身体都有一定好处。

## 日常药膳

春饼卷合菜：面粉 500 克，开水 300 克，韭菜，自发豆芽，胡萝卜，粉丝，金针菇。

# 第8节 火行人美丽动感要养"心"

**1. 如何辨识火行人**

火行人都有什么样的形体特征呢？《周易》中称其为离卦人，大多外形瘦小，小头瘦脸，腹部四肢身材干瘦，有骨感，严重者甚至骨瘦嶙峋，但两眼放光，精神矍铄，走路时精力充沛，肩背摇动，说话快速，语音激昂，"火"力四射。

**2. 火行人的性格特点**

火行人得太阳之光热，阳性体质，热情活泼、精力充沛、聪明能干，有爆发力，喜欢表现，天生具备表演的热情，有感染力，很多文娱明星都是火行人，办事干脆利落，富于进取精神，追求目标迫切，勇敢创新，但是缺乏踏实细致扎实工作的耐心，往往虎头蛇尾，阳火之人骄傲好斗，阴火之人易虚荣夸张，生活中有激情，懂浪漫，但是难以适应平静单调的生活，因为不够稳重低调，容易事业受挫。

**3. 火行人易罹患的疾病**

火行人秉天之火气，所以阳气旺盛，阳盛则热，因此，易患多种热证，往往皮肤偏红、偏黑，缺乏光泽、易生皱纹、痘痘，或者自觉燥热，眼睛干涩、面颊潮红、鼻干唇燥，喜欢食冷，能吃不胖，身体干瘦，阳气过盛容易灼伤阴津，容易出现皮肤干裂，毛发干燥稀疏，往往外用护肤品无效，通过内在的滋阴生津和养血润燥治疗后才会滋润光泽，色斑和痘痘也会退去。火通于心，心主血脉，故火行人易患心血管病，包括冠心病、心律失常等，火行人容易亢奋、激动，导致烦躁失眠，偏头痛等神经系统疾病，严重的可能导致高血压、脑血管疾病。

**4. 火行人的养生美容**

火行人火气旺盛，往往皮肤缺乏光泽、干涩粗糙，易生皱纹，爱长色斑，因此养生美容要少吃生热动火的食品，少吃烧烤煎炸等食物，不要嗜烟酒和熬夜。多吃养阴清火之物，如梨、荸荠、藕等，注意养心安神，常吃养心阴、清心火的食品或药品，如莲子、竹叶、天冬、桑葚等。火行人外向爱热闹，适合欢快活泼的广场舞，交谊舞，群体旅游，像书法、绘画、静坐冥想这样比较安静的养生方式往往对火行人比较困难。但是，须知《周易》云，潜龙勿用，亢龙有悔，火行人要懂得静能生阴，火易耗生的道理，随着年龄的增长要逐渐由动转静，尤其要注意心态调养，避免情绪过激，敛养心神，固护心阳，收敛心火，不要导致精气耗散过大，造成短寿。

穴位按揉：可在神门、心俞、少海按揉穴位。

## 日常药膳

**百合天冬汤**：百合 20 克，天冬 20 克，用水熬 30 分钟，煮汤喝。

# 第9节　土行人温婉敦厚须爱"脾"

**1. 土行人的形体特征**

土行人首先从长相上多偏胖，或属于易胖体质，一般认为有"三厚"（唇厚、背厚、腹厚），头大口方、面胖色黄，大鼻厚唇，腰阔背圆，大腹便便，体型身材有"三短"（身短、脖短、手短），即使个子高，也显得比较敦实，行动缓慢，反应略显迟钝，声音浑厚。

**2. 土行人的性格特点**

土行人在《周易》中为坤卦人，性格柔顺，老实厚道，有责任感，稳重不偏激，宽容耐心，有忍劲和耐力，办事踏实，好脾气，与世无争，藏而不露，人际关系融洽。往往持之以恒，不急不躁，忠诚信誉，总有小成，因此经常被人称为"福将"，缺点是容易安于现状，思想不够活跃，阳土之人偏于保守，冒险性和开拓性不强，缺乏魄力；阴土之人往往天生懒惰，不思进取、沉闷呆板、反应略显迟钝。

**3. 土行人易罹患的疾病**

土内应于脾，土气阴湿，湿气通于脾，因此土行人容易罹患脾胃疾病，土行人消化吸收好，食欲旺盛，容易肥胖，也易损伤脾胃，内生痰湿，出现消化不良、慢性胃炎等消化系统疾病。土行人很多从小就是"小胖墩"，长大后喝凉水都长肉，尤其腹部较大，不容易减肥，甚至会越减越肥，必须饮食、运动配合中医健脾化湿才能奏效。土行人气血运行缓慢容易造成血黏稠度增高，进而血脂增高，又形成脂肪肝，痰湿积聚，郁热伤阴，日久容易患消渴症（即糖尿病），肥胖容易诱发高血压、动脉硬化等疾病，甚至痰迷心窍，导致脑卒中、冠心病等重疾的发生。土行人容易生湿气，如果长期居住在比较潮湿的地方，平时又喜欢吃油腻甜食，或者长年喝酒导致湿热蕴藏在体内，就容易导致泌尿感染、膀胱炎、尿道炎、肾盂肾炎等下焦湿热的疾病，女性易得妇科病，男性总是阴囊潮湿，易得前列腺炎。

**4. 土行人的养生美容**

土行人脾虚湿气重，面色容易发黄、发暗，内生湿热，显得脸总也洗不干净，鼻尖油光甚至起酒糟鼻，发湿疹和长痤疮，痤疮容易迁延难愈，生结节囊肿，产生坑坑洼洼的瘢痕，损害形象。因此日常饮食建议以清淡为原则，少吃肥肉及生冷寒凉、甜黏油腻的食物，记住谚语"冬吃萝卜夏吃姜，不劳医生开药方"。土行人其实是一种得天独厚的体质，土行人脾土功能旺盛，后天得养充分，如果能节制食欲，保护好脾土，将会健康长寿，精力过人，所以土行人要食不过饱，同时要加强体育锻炼，记住少吃多干，一生无忧，通俗点儿说土行人没有累死的，只有撑死的。土行人喜静不好动，运动方面，多晒太阳，多进行户外活动，不要过于安逸、贪恋床榻，培养业余爱好，坚持体育锻炼，经常以"天行健，君子以自强不息"激励自己，就会健康长寿。

穴位按揉：在肺俞、脾俞、胃俞、足三里、神阙穴按揉穴位。

## 日常药膳

**红小豆薏苡仁汤：**红小豆 100 克，炒薏仁米 100 克，用水熬 30 分钟，煮汤喝。

**姜枣茶：**大枣 2 枚，鲜姜 10g，红糖 10g 加水煮沸，小火煮 30 分钟，不拘时饮用。

# 第10节 金行人不怒自威最伤"肺"

**1. 金行人的形体特征**

金行人俗称"三薄"（眼皮薄、唇薄、手背薄），往往体格魁梧、高而不肥，面白额宽，脸上写满刚毅和权威，有的金行人神情会比较寡淡，让人产生距离感，整体给人感觉神清聪慧，声音悦耳。

**2. 金行人性格气质特征**

金行人，《周易》中称其为乾卦人，具有高支配力，"乾为君""乾为父""乾为首"，金行人天生具有领导者的素质，富有远见，稳重自持，组织力强，"天行健，君子以自强不息"，就是说的金行人，"金曰从革""革"就是革命，这种人能改革，具有很强的决心和控制力，意志果断坚定，思维严谨，目标力极强，高瞻远瞩，具有较强的独立性和不妥协性。金行人的自尊心很强，性格孤傲，不卑不亢，外表严肃，其实内心不乏热情，待人耿直，办事认真，秉公执政，上进心强，有非常威严的气质。阳金之人易刚愎自用，唯我独尊；阴金之人刻薄尖酸，甚至偏执固执。由于金行人具有高支配力，太过强势，往往家庭、社会人际关系紧张，外表冷淡、少言寡语易于被人误解。

**3. 金行人易罹患的疾病**

金行人秉天地燥金之气，燥气通于肺，所以金行人最容易损耗肺金，罹患呼吸系统疾病。如果长期食用辛辣刺激的食物，或抽烟喝酒，就容易患咳嗽、咽炎、慢性支气管炎、哮喘等疾病。金行人容易阴虚，形成阴虚体质，出现肠燥津枯的便秘，甚至肾阴不足的糖尿病。如果工作要强，劳累过度，就可能导致阴虚生火，甚至久病成瘀，导致冠心病、脑血管病等重症。一旦积患成疾，往往后果惨重，患者容易暴病身亡。

### 4. 金行人的养生美容

金行人才智过人、心高气傲，如果豁达大度，比较自律，一般寿命比较长，但如果伤了肾阴，寿命只属中等，所以要加强修养，时刻记住《周易》乾卦和坤卦的相辅相成，"天行健，君子以自强不息；地势坤，君子以厚德载物"，在自强不息的同时，加强厚德载物。日常生活中，金行人养生保健的重要环节是养阴，应注意少吃温燥上火的食品，如辛辣煎炸之物、鹿肉、狗肉等，还要忌烟酒，多吃养阴润燥的食物，多喝水，多吃甘蔗、梨、冬瓜、藕等生津润燥的食物，可以在医生指导下服用一些中成药，如养阴清肺丸、麦味地黄丸、大补阴丸等等。运动养生要常去户外，游历名山大川，以自然为师，在自然界中陶冶性情，磨炼锐气，戒除名利的诱惑，世俗的竞争，往往能得享天年。

穴位按揉：在少商、鱼际、列缺、孔最、云门按揉穴位。

## 日常药膳

罗汉果1个，麦冬3粒，西青果1枚代茶饮，加水煮沸，小火煮30分钟，不拘时饮用。

## 第 11 节 水行人妩媚阴柔要护"肾"

**1. 水行人的形体特征**

水行人，毛发偏黑，面黑、体瘦、目深耳大（肾主耳），外形精明强干，眼神灵活，聪明狡黠，肤色的颜色偏重于黑色，如果劳神过度，殚精竭虑，也会损伤心血，导致脸色惨白。

**2. 水行人性格气质特征**

《尚书》云"水曰润下"，水性下沉，能够滋润万物，会像流水一样持之以恒，无声无息地滋润着大地，所以水行人不好争、不主动，有利他精神，属于《易经》中坎卦人，比较内秀，表面低调柔弱，其实深藏不露、多谋略，工于心计，善于以柔克刚，有参谋家的素质，富有想象力，创造性强。水行人阳脉胆气不足，大多胆子比较小，不敢挺身而出，会因势而变，适应力强，"政善治"，善于化解各种难题，聪明机巧，柔韧性强，往往能百折不挠，以柔克刚。水行人往往都有执着的精神，老子在《道德经》中说道"水善利万物而不争，处众人之所恶……夫唯不争，故无忧"，水是最柔的，也是最有战斗力，"上善若水"，水行人能容忍和包容别人，令人信任，最适合做慈善事业和医护、老师等奉献的职业。缺点是，当水行不平衡时，阳水之人曲意逢迎，缺乏原则；阴水之人城府较深，诡诈阴险，长于钩心斗角。

**3. 水行人易罹患的疾病**

水行人容易阳气不足，年纪轻轻就出现手脚冰凉，脊柱、腰腿关节疼痛，如果缺少锻炼，长期偏食寒凉的食物如黄瓜、藕、苦瓜、梨、西瓜，就会热量不足，缺乏温煦，冬季耐受不了寒冷，夏天耐受不了空调，严重时手冷过肘、足冷过膝。易阳虚导致水肿，经常会有夜尿频数，大便稀溏，女性还经常发生少腹发凉、痛经、经期水肿等现象。水行人阳虚容易生病，或者疲惫乏力的亚健康状态，阳气耗散过多，会出现虚胖，甚至毛发失去营养，出现早白脱发，腰酸腿痛，睡眠质量不高的早衰现象。

**4. 水行人的养生美容**

水行人很少高大健美，往往黑瘦或者虚胖，外表普通长于内秀，因阴水较多，一定要助阳才能长寿，如果坎阳发动，肾阳温升，脾土得以温煦就会中气十足，精力充沛，度百岁而去。因此要注意保暖，多吃一些热性的、具有温阳功效的食物，如羊肉、牛肉、狗肉、板栗、核桃等，少饮绿茶，多饮红茶，夏季避免贪凉，也可以用中草药鹿茸、补骨脂、益智仁、桑寄生、杜仲、菟丝子、肉桂等补阳，中成药可以用参茸丸、金匮肾气丸、龟鹿二仙膏、右归丸等。日常要多运动，动能生火、动能生阳，要多动，多做事，多参加社会活动，阳光下慢跑、户外打太极拳等，能温通经络。水行人性阴柔，常阳气不足，性格内向，多与人交谈，要多做善事，善能生阳，就会获得健康、幸福、长寿的人生。

穴位治疗：在气海、关元、足三里、涌泉等穴位贴敷按揉穴位，艾灸后背督脉。

## 日常药膳

**韭菜炒虾仁**：鲜虾仁 100 克，韭菜 250 克，用油锅先将韭菜翻炒片刻，然后将鲜虾仁放入，用适量料酒、食盐及胡椒粉调味，至熟即成。有补肾助阳、温中散寒的功效，但对过敏体质的人不适宜。

**当归羊肉汤**：当归 9g，白芍 5g，生姜 20g，大葱一根，羊肉 200g，放入锅中，加水炖煮一个小时后，用适量料酒、食盐、香菜调味，再煮 15 分钟即可食用。

## 第 12 节　金国宫廷美白秘方——金国宫女八白散

亚洲女性关于美颜比较关注的一个字——就是"白"，在民间也有"一白遮三丑"的说法。据统计中医美容方剂中以头面美容方剂为最多，面部美容方剂又以美白方为最，可见中国人对美白的热爱了，这种热爱可是历史悠久。本节介绍的是一款古代皇帝后宫美女使用过的美白古方——金国宫女八白散，这个宫廷美白秘方是金章宗完颜璟宫中的宫女使用的洗颜方，大金皇帝中金章宗是接受汉文化程度比较高的皇帝，擅长书画和诗词，而且对中医药也有极其浓厚的兴趣，据说，有一次他在一本古籍中看到"八白散"具有"令人肌滑，色好"的功效，便研制推广让金国皇宫中的嫔妃宫女都试着采用这种天然洗面奶"八白散"洗脸，几个月后，效果惊人，这些嫔妃宫女都变得面白如玉，光彩照人。传说虽归传说，但是后世中医典籍中关于中医美白的中药处方里，多数都在这个基础方上加减而成，因此学会这一个处方就了解了中医美白的基本用药了。

所谓八白散顾名思义就是八种带白字的中药，据考证现存的"八白散"的配方组成是白及，白芷、白茯苓、白僵蚕、白丑、白蒺藜、白附子、白丁香八种中药，再加上皂角和绿豆少许。

传统中医认为白色的药物本身就具有增白祛斑、美颜润肤的功效，如白芷、白及、白茯苓、白僵蚕等等都是美白药物中高频出现的核心药物，特别是白及、白芷均为中医美容当家药，是古人比较喜欢用的天然美容草药。白及具有滋养肌肤、消肿生肌、收敛止血的作用，中医药学著作《药性论》中记载它可治疗"面上斑疱"并"令人肌滑"。清代名医徐灵胎也曾经说过白及"体质滑润，又极黏腻，可入于筋骨肌肤之中，能柔和滋养……"现代药理研究发现白及中含有多种微量元素、多糖、挥发油和黏液质等，可清除体内自由基，促进创面愈合，有营养、抗氧化、除皱、防衰老的功效。

白芷气味芳香，古代女性使用的脂粉很多都是以白芷研粉做成的，白芷有祛风通窍、和利血脉的功效，现代研究表明，白芷含有的白芷素可以扩张动脉，因此对面部血管有扩张作用，所以常用白芷细粉外敷，能改善面部血液循环，使面部皮肤红润光滑。

方中其他几味药物，白蒺藜可祛风消斑增白，白茯苓可健脾化湿增白。白丑是牵牛花的种子，白色种子叫作白丑，黑色种子叫黑丑，美白常用白丑，中医药物著作《本草正义》记载白牵牛子"甚滑，通泄是其专长"。在治疗黑斑、粉刺等气血受阻所致的损容性疾病时，白牵牛子可起到很好的"通泄"作用，使脸上的积滞得以流通，郁浊得以排泄，达到美容效果。白僵蚕和白附子都能祛面上风痰，消斑养颜。白僵蚕其实就是蚕的僵尸，是蚕宝宝在未吐丝前，因感染白僵菌而发病致死的僵化虫体，中医认为白僵蚕为血肉有情之品，可深入络脉，搜风化痰，消散脸上的瘀结黑斑。白附子在古代的药书《本草从新》中记载："能引药上行，治面上百病……能去头面游风，可作面脂……"在方中使用可以引经报使，引导其他美颜药物一起作用

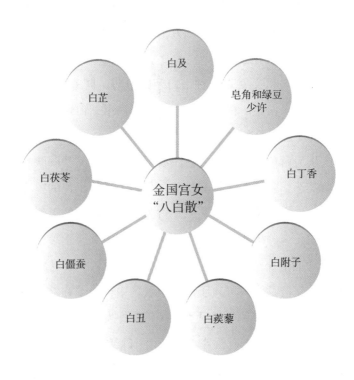

上行到头面部。

值得注意的是，方中的白丁香可不是白色的丁香花，而是鸟粪。鸟粪也是一种中药，白色部分入药，古代本草记载白丁香具有化积消翳的作用，《日用本草》中记载能"去面部雀斑，粉刺"。话说很多中医美容古方里都是有鸟粪的，鸟粪入药并不稀奇，譬如中药五灵脂就是飞鼠的粪便，有很好的活血化瘀的效果。据说英国的明星贝克汉姆夫妇就用夜莺的粪便来涂脸美容，这款鸟粪面膜造价还不菲呢，所以如何有效利用传统中药还是一门学问。

最后方中的皂角就是古人天然的绿色洁面产品，绿豆磨粉可以祛除角质，还能清利湿热，消疖散肿，以上药物综合配伍就制成了大名鼎鼎的金国宫女八白散，具有较好的养颜美白、润泽肌肤、防治色斑、色沉、痤疮、面癣等面部疾病的作用。

但现代研究发现白附子、白丑有一定毒性，鸟粪的使用有许多适应证和禁忌，还有些对中药过敏的人群，怎样配制和使用还要医师指导。

## 第13节　唐代皇室瘦脸秘方——永和公主洗面药

瓜子脸、柳叶眉，是传统东方古典审美，古人也喜欢小巧紧致的小"V"脸，古代如何瘦脸？不开刀，不打针，长期用中药洗脸就可以瘦脸吗？是的，本节介绍的是一个历史悠久、系出名门的古方，可以在洗脸清洁的同时，美白、消肿，并在一定程度上瘦脸，它就是永和公主洗面药。

永和公主是唐朝第七位皇帝唐肃宗之女，《新唐书》里面对这位公主的生平只是一笔带过，说她是韦妃所生，后来下嫁汾州刺史王诠，王诠的生平正史也没有记载。永和公主五十多岁时逝世，也算长命善终，她从小就跟和政公主生活在一起。据说和政公主漂亮聪明，多才多艺，唐肃宗非常喜欢，

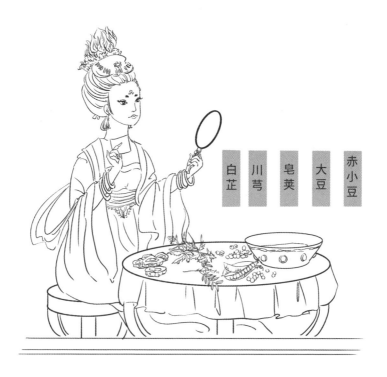

白芷　川芎　皂荚　大豆　赤小豆

经常赏赐和政公主财物，和政公主往往会分一些给永和公主。长大后和政公主关心朝政，而永和公主却一直没有政治抱负，专注研究美容，正史没有记载她的丰功伟绩，却是有两个精心研制的洗颜秘方和洗澡秘方，都收录在宋代《太平圣惠方》中，在后世广为流传。《太平圣惠方》可不是一般的书，是官修方书，也就是说，里面记载的都是官方认可的经典方药，就相当于我们现在卫健委、国家中医药管理局认可的《药典》，以下给大家介绍一下她的这个洗颜方。

鸡骨香 9 克，白芷、川芎、瓜蒌仁各 15 克，皂荚 30 克，大豆、赤小豆各 25 克。以上药物研磨筛细，去筋去皮，制成药粉，洗脸时作为洁面粉使用，早晚各一次。

这个方中赤小豆、瓜蒌仁都是排除湿气、化痰消脂的中药，从中医的角度来说，身胖或者脸胖都是体内痰湿过重、经络不通的缘故，这三味药化痰消脂，可以达到一定祛湿消肿的效果；川芎、白芷有活血功用，疏通经络，改善血液循环，消除色素沉积，促进皮肤细胞新陈代谢；白芷气氛辛香，打开面部毛窍，使药物作用长驱直入；鸡骨香又叫木沉香，能够祛风活络，还可以除湿，消除脸上的水肿，同时也是洗面药里添加的香料，掩盖中药的药味，让整个洗颜粉散发芳香气息；皂荚是古人天然的洁面剂；豆粉可以清洁皮肤，去除角质，清热化湿。这些药物综合配伍，实在是一个精挑细选、配伍严谨，作用精准的天然美容洁面方，难怪能入国家药典的法眼。此外，为人称道的是，永和公主深知中医道地药材的重要性，专门开辟了一块几十亩的土地，让人专门种植她需要的药材，做她的美容原料基地，因此她的美容药材来源可靠，药味浓厚，方便新鲜，可见她真是一位仔细认真、热爱生活、精益求精的美容达人。

历史的长河波澜壮阔，朝代更替，多少风云人物、丰功伟绩都被湮灭史册或束之高阁，而永和公主的美容方却被记载下来流传至今，虽然当年她被姐姐的光环所笼罩，下嫁后就不显于世过起了普通主妇的生活，但是她研制的洗面药和药澡豆却流芳千古，吸粉无数，可见对美的追求是人类普遍的共性。大家使用时可以用天然的食材蜂蜜、酸奶来调制这款药粉做成面膜外敷。长期使用可以化湿消肿，活血通络，改善面部的血液和淋巴循环，长此以往可达到紧致和瘦脸的目的。传统中医较手术和打针，还有安全天然的保养措施，何乐而不为。

## 第14节　明朝皇帝乌发秘方
### ——嘉靖皇帝的乌发延年方

我们中国人向来以"乌发如云"为美，但是因为种种原因，秀发遭遇健康问题，出现了脱发、掉发、早白……秀发就彻底成了名副其实的"烦恼丝"，"地中海"替代了浓密的"黑瀑布"，这会令形象大打折扣，古人也有这个烦恼，本节介绍一个经典的乌发养发方，来自嘉靖皇帝的养发秘方——七宝美髯丹。

据李时珍的《本草纲目》记载，明朝嘉靖皇帝朱厚熜聪明过人，但早年却苦于没有皇嗣，他14岁登基，到24岁是仍没有皇子出生，这在封建皇族看来可是件关系到江山社稷的大事。后来，道士邵应节以七宝美髯丹方进贡，皇帝服用后，取得了非常好的疗效，连生皇嗣，嘉靖皇帝龙颜大悦，此方也随之流传天下，成为养生进补的名方，后来御医院根据这则名方制成了著名的七宝美髯丹。

"七宝"是指方中用七味药物补肾益肝，功宏如宝，"美髯"是指能使须发乌黑而润泽。三国时关云长因须长而黑，人称"美髯公"，服本方后，能使肝肾得补，精血充足，发须乌黑，形神健美，所以被叫作"七宝美髯丹"。

中医认为须发是血之余，肾之华，如果肝肾亏虚，精血耗伤，就不能充养形体，润泽毛发，而是对外表现为须发早白，往往还伴有身体瘦弱、腰膝酸软，甚至牙齿松动，梦遗滑精等虚损症状。这个处方中何首乌能滋养肝肾，涩精固气，当归能补血养肝；枸杞子、菟丝子能补肾益精；牛膝可强健筋骨；补骨脂能培补命门，温补肾阳，在众多补肝肾真阴的用药中配伍使用，有"阴中求阳"之义；茯苓可以健脾宁心，淡渗以泄浊，寓意"补中有泻"。诸药配伍使用发挥滋补肝肾，填精养血之功，是现在仍临床使用较广的美容养发验方。

　　此外本方也有抗衰老的功效，中医自古就认为人体的各种衰老征象，原因在于精血损耗。《黄帝内经》中说："失精者，身之本也。"中医辨证老人的体质大多都是气血渐衰、真阳气少，精血耗竭，神气浮弱。明代名医张景岳也指出改善虚损的治形之法，必以精血为先。肾藏有先天之精，为脏腑阴阳之本，生命之源，被称为人的"先天之本"。而肝藏血，血能化精，肾藏精，精能生血，精血同源，故有"肝肾同源"之说，在人体的衰老过程中，肝肾两脏相互影响，肾精亏损，导致肝血不足；反之肝血不足，也可引起肾精亏损。七宝美髯丹可以滋补肝肾，填精养血，是理想的肝肾同补的药物，所以历代也将七宝美髯丹作为预防衰老的养生方使用。但是需要注意的是，本方中的何首乌必须经过严格炮制，古法是九蒸九晒，现代药理学研究发现，生何首乌含有一种蒽醌衍生物大黄酚，这种衍生物对身体具有一定毒性作用，主要体现在肝脏损害和刺激肠道充血方面。曾经有服用何首乌引发肝损害的报道，都与药物炮制方法不当、用药剂量过大、长时间服用、个体差异以及家族遗传因素等有关，在使用过程中大家一定要注意。

# 第 15 节　清朝太后抗衰秘方
## ——慈禧太后的美白嫩肤方

### 慈禧太后钟爱的养颜方　肤白如玉少长纹

　　慈禧太后是中国历史上有名的权倾朝野的女人之一，15 岁时凭借美貌从选秀中脱颖而出，入宫以后受到咸丰皇帝的宠爱，之后极其重视美容养颜，据当年为她作画的美国女画家回忆，年逾 70 的慈禧看上去像 40 余岁，因此很多人认为她一定有美容养颜的秘法。事实也确实如此，据记载慈禧很注意嫩面泽肤，十分注重中药的作用，御医也为此费了不少心思，其中比较有代表性的就是玉容散。据《慈禧光绪医方选议》记载，当慈禧太后步入中年以后，出现脸色暗沉，脸上还出现黑斑发黄，睡眠不佳，于是，要求御医为她诊治。光绪六年时，清廷御医李德立、庄守和等参考和借鉴了金代宫廷女子

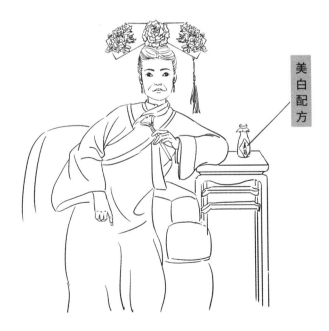

美白配方

洗面用的"八白散"配方，为慈禧皇太后特制了化妆品"玉容散"敷面，来帮慈禧太后治疗颜面的黑斑、粗糙及保持美白，后来这个处方慈禧使用多年。据考证玉容散的组成是由白芷、白丑、防风、白丁香、细辛、甘松、山奈、白莲蕊、檀香、白僵蚕、白及、白蔹、白附子、鹰条白、鸽条白、团粉、珍珠等二十味药组成。一同研磨成很细的粉末，用水调浓，用来按搓面颊，然后用热水洗净，每日两到三次。

以其成分看来，具有温经、祛风、疏通经脉、美白消斑的作用，长期使用是具有促进脸部血液循环及抗氧化等作用。

清代的《医宗金鉴》是御制钦定的太医院教科书，里面指出，皮肤黧黑斑是由于忧思抑郁、血弱不华、火燥结滞而生于面上，多见于妇女。宜以玉容散早晚洗之，常用美玉磨之，久久渐退而愈……《医宗金鉴》里也记载了玉容散的配伍和剂量，与慈禧医案中的处方略有区别，体现了中医因人制宜的辨证美容原则。其中，白及、白芷均为中医美容常用药，是古人比较喜欢用的天然美容草药，白及具有滋养肌肤、消肿生肌、收敛止血的作用，白芷有祛风通窍、和利血脉的功效，现代药理研究发现白及中含有多种微量元素、多糖、挥发油和黏液质等，可清除体内自由基，促进创面愈合，白芷素可以扩张动脉，对面部血管有扩张作用，外敷能改善面部血液循环，使面部皮肤红润光滑。白蒺藜可祛风消斑增白，白茯苓可健脾化湿增白，白丑可通泄脸上的积滞，白僵蚕可通络化痰，白附子能去头面游风，珍珠粉美白养颜，白蔹消痈散结，敛疮生肌……值得注意的是，在这个方子中白丁香、鹰条白和鸽条白，分别是麻雀、雄性鹰和雄鸽的粪便，别小看了这些动物粪便，中医通过大量的临床实践发现很多动物粪便具有药效，这三种药物就具有化积消黯和防皱灭痕的功效，现代药理研究也认为这些动物粪便含有诸多天然酶类，合理使用是有一定的美容功效，如何提炼开发值得深入研究。

至于以玉磨面，应该是用天然材质做面部按摩，在德龄的《御香缥缈录》里记载，慈禧太后也常用一种非常别致的金柄玉磙子，每天早上，在脸上滚来滚去，以按摩除皱。

时代在进步，今天的女性享受的美容服务已经远超古代的后妃，但是在天然材料的选择方面，传统中医还是有很多可贵的经验可以借鉴，但要注意和中药口服药的使用一样，也需要在正规医师的指导，根据个人的体质对证使用。

## 第 16 节　清宫盛行的瘦身秘方——轻身益寿茶

中国人很早就有饮茶的习惯，"茶"在中国已经成为一种文化，中医将茶也视为药物的一种，在《神农本草经》中，称茶为"苦菜"，列为上品，称其"味苦寒……久服，安心益气，聪察少卧，轻身耐老……"唐代有医家曾说"诸药为各病之药，茶为万病之药"，创"茶疗"一说，后来逐渐出现茶药同用，或者以药代茶饮，就是指将中草药与茶叶配用，或仅选用数味中草药煎汤或以沸水冲泡数分钟后，像喝茶一样饮用，用于预防和治疗疾病，这已成为中医的一种重要剂型。

中药代茶饮具有饮用方便、轻灵小巧、甘淡平和、长期调理的优势，备受患者推崇，发展到清代，在清朝宫廷，王公贵族之间，采用中药代茶饮疗疾保健，蔚然成风。溥仪的堂弟爱新觉罗·溥佳在《清宫回忆》一文中提道："太医给溥仪诊脉时，还得跪在地上，诊毕即使没病，也要开一个方子，叫作'代茶饮'。"说明清宫太医已经将中药代茶饮用于日常保健养生、预防疾病。

中药代茶饮克服了汤剂制备繁杂的缺点，以防病保健、调理亚健康为目的，使用方便、药性平和，可以长期服用，也备受现代人青睐，以陈可冀院士为首的学术团队，曾经将清代宫廷原始医药档案、《清宫医案研究》《慈禧光绪医方选议》《清宫代茶饮精华》等文献资料进行分析整理，发现这些王公贵族使用的代茶饮应用非常广泛，囊括利咽、止咳、清热、消食、除湿、温补、安神等等诸多功效。常用的就有消食代茶饮"加味三仙代茶饮"，治疗咽喉不舒的"清热利咽代茶饮"等等。常用清热药物有菊花、桑叶、薄荷、金银花、连翘、青果（橄榄）、荆芥、麦冬等，理气化痰药物有紫苏叶、陈皮、橘红、川贝母、枇杷叶等，清暑化湿药物有藿香、荷叶、冬瓜皮等，消食积药物有山楂、麦芽等，活血安神药物有丹参、酸枣仁等，还有滋补性的中药人参、西洋参、黄芪、大枣、天冬、沙参、五味子、石斛等，很多都是现代临床也常用的药物，值得传承整理，推广应用。

其中清宫《太医院秘藏丸散丹膏方剂》珍本中记载一个"仙药茶"，有一定的消食化痰、祛湿减肥的作用，由六安茶、乌龙茶、石菖蒲、紫苏叶、陈皮、泽泻、荷叶、生山楂等中药组成。自古中医就有肥人多湿之说，认为痰浊膏脂蓄积，导致血脉不畅是肥胖原因，因此合理配伍中药，长期服用，起到改善体质的效果。此药茶中泽泻、山楂能祛湿化浊，活血消脂；紫苏、菖蒲能理气除湿、豁痰开窍。现代药理学研究显示茶叶中含有茶多酚，能减少血液中脂肪的积聚，渗透利尿，此药中的六安茶、乌龙茶是传统中医的"减肥茶"，有消脂减肥的效果，配合其他中药联合使用，长期泡服，既能祛湿除痰，又能使血脉畅行，从而收到降脂减肥的功效。肥胖症是脂肪的蓄积，肥胖之人往往并发高血脂，陈可冀院士曾带领课题组对此药茶进行了针对高脂血症的医学研究，发现清宫仙药茶在调脂、降浊等方面具有一定优势，因此诸位读者如有兴趣不妨一试此仙药茶。当然，代茶饮在使用过程中，也建议在正规中医人士的指导下使用，依据辨证或病症结合原则选方用药。需要注意的是，代茶饮其作用柔和，必须持之以恒，坚持服用才会看到明显疗效。

# 第17节　不动刀、不打针的中医冻龄法

　　青春永驻是所有人的梦想，现代医学的整形手术可以将衰老的坠皮切除，使人显得年轻，也可以通过玻尿酸、自体脂肪的注射填充塌陷，使凹陷的面庞重显饱满，这些方法都是人为的后天重塑，缺乏长远的保养效果，而且存在操作风险。其实传统中医也有一种驻颜术，没有动刀和注射风险，长期使用就能达到一定的冻龄驻颜的效果，这就是面部中医刮疗。

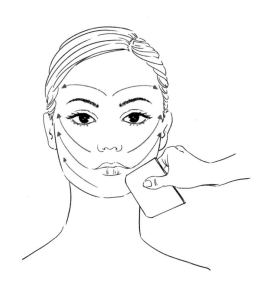

## 刮疗为什么有这么好的效果？

　　中医刮疗就是采用特制的刮痧器具，通过特定的方法刮拭人体表面皮肤筋膜肌肉，刺激体表穴位，疏通经络，以达到养生驻颜的效果。刮疗为什么有冻龄驻颜的效果呢？经络是人体气血运行的通道，以面部为例，我们的人体有十二条经脉，而面部循行的经络就多达9条，通过疏通经络，刺激气血汇聚的穴位，就可以达到疏通气血、散瘀化结、美白淡斑、紧致肌肤的效

果。现代研究已证实，面部刮疗可以促进面部皮肤细胞的新陈代谢，提高面部微循环，增强面部肌肉纤维弹性，改善皮肤肌肉的松弛和老化，还可以提升面部轮廓，使皮肤从内到外紧实红润通透有光泽，因此有人夸张地说1次面部刮疗相当10次面部皮肤保养。

## 刮疗用什么器具和刮油

### 1. 刮疗器具

刮疗器具的材质有很多种，生活中经常也可以见到，很多人在进行刮痧的时候往往是看到什么方便就拿什么，其实面部刮疗属于美容医学，要求比疾病治疗要高，不仅要有治疗效果，还要不影响外在形象，体验舒适，刮疗器具材质要求必须得是天然的。玉石刮板有行气活血、疏通经络的作用，是传统美容刮疗器具，在中国古代宫廷嫔妃中就有用玉石碾面除皱的美容传统。中医典籍记载，玉石还有滋阴润燥、养神宁志的作用，所以，用玉石刮板来做头面部美容刮疗，不仅美容还有一定的镇静安神作用。此外，水牛角的刮板也可以，水牛角是中药犀角代用品，性寒、味苦咸，具有清热、凉血、解毒等疗效，对面色差，同时伴有皮疹、咽干、便秘、口渴、尿黄的人更适合。此外，近年来比较流行的砭石刮板，性质稳定，含有多种有益于人体的微量元素，有一定安神定惊功效也可以使用。其余像瓷质的、木质的，性质温和，板材厚实，也可以酌情使用。

刮板的形状要选择边缘圆滑，既不能太厚也不能太薄，鱼形刮板，像一只小鱼，顺应人面部的骨骼形状，特别适合面部的刮疗。鱼嘴的圆尖位置用来刮脸部凹凸的位置，比如目内眦的睛明穴，鼻翼两旁迎香等。鱼嘴下沿边缘光滑，可以用来刮脸颊、额头、眉骨。鱼尾刮下巴，可用来刮下颌线，或眉骨位置。三角形的刮痧板，适合于头部的刮疗，头部有很多穴位，常常刮疗可以健脑乌发。常见的方形刮板，多用于颈项部和背部刮痧，月牙形刮板可以用于肩颈和四肢部位，S型刮板常用于手臂塑性。

### 2. 刮油

专业刮疗用油，是由具有清热解毒、活血化瘀、消炎镇痛、润滑肌肤而又无毒副作用的天然药物，配合渗透力强，皮肤吸收好的植物油精制而成，好的刮油，不但能减轻刮疗时的不适，还可以润泽皮肤普通身体用的橄榄油、荷荷巴油或者杏仁油也可以用于一般的中医保养刮疗，精油具有一定的治疗功效，可以根据身体体质调进刮油中，油性皮肤也可以采用芦荟胶、金银花凝露等替代刮油。

## 刮疗的手法

养生美容刮疗的常用手法，是用刮板的侧面涂抹刮油，板身与皮肤倾斜，沿皮肤肌肉纹理走向与骨骼形态，从内向外，从下向上刮拭，常用手法有以下几种。

**1. 面刮法**

将刮板的边接触皮肤，刮板向刮拭的对侧方向倾斜30°～60°，自下而上或从内到外均匀地向同一方向直线刮拭，不要来回刮。

**2. 平刮法**

操作方法同面刮法相似，只是刮板倾斜的角度小于15°，自下而上或从内到外均匀地向同一方向直线刮拭，不要来回刮，刮拭速度缓慢，一息（一呼一吸）2～3下。

**3. 推刮法**

操作时和面刮法类似，刮拭时刮板有一定力度按压，每次刮拭距离短，从内向外均匀地向同一方向缓慢直线推刮。

一般缓慢轻刮有补益作用，快速重刮有泻热作用，根据个体情况辨证施治。

## 面颈部刮疗手法

面部刮疗的顺序是额头、眼周、面颊、鼻部、口唇、下颊，颈项由下至上，顺着骨骼肌肉走向刮拭经络。

**1. 刮额头**

刮额头可提神醒脑，抚平抬头纹。以面刮法结合推刮法，印堂按压10

秒后垂直向上推移至发际中央神庭。从眉头攒竹开始向上推移至发际眉冲。从眉中鱼腰开始向上经阳白推移至发际头临泣，从眉尾丝竹空开始向上推移至发际本神，由下至上刮拭经络，每个动作重复 5～8 次，直至皮肤泛红不必出痧。

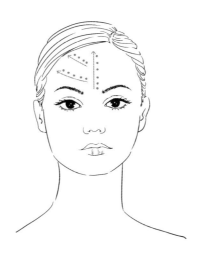

### 2. 刮眼周

刮眼周可消除眼袋、眼周细纹和黑眼圈。采用平刮法，从眉头按揉攒竹后顺着眉形经鱼腰平刮至太阳穴，再由睛明沿四白到瞳子髎，手法轻柔，每个动作重复 5～8 次。

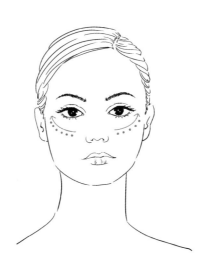

### 3. 刮面部

刮面部可活血消斑，提升紧致。用平刮法、推刮法相结合，从鼻旁迎香向上顺着颧骨方向刮至同侧太阳穴，从嘴角地仓向上顺着颧骨下缘方向刮至同侧听宫穴（即耳朵与脸所边接处的中间，张口时中间凹陷）；再从下巴颏承浆穴斜刮向同侧听会穴（耳垂下方），推刮法从下颌底部廉泉穴刮至同侧耳垂后方翳风穴，沿下颌做出下颌曲线。

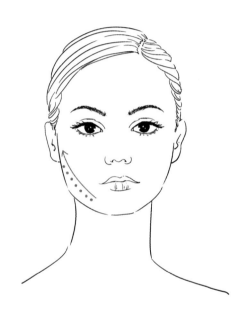

### 4. 刮颈项

刮颈项可采用平刮法顺着身体前部正中任脉，两侧阳明经，由上至下刮颈项，打造优美天鹅颈。头面是人体最高的部位，暴露于外，气血难上又多受风刀霜剑，因此人的气血充沛与否直接表现在头面，气血充盈经络通畅，人的面色就红润光泽，耳聪目明，头发乌黑油亮，如果气血亏虚或者经络不通，则面色憔悴，皮疹色斑，须发早白，这些困扰人的面子问题很多可以通过刮疗解决。因此刮疗，不仅能养生美容，还能缓解头痛、鼻炎、双目干涩等很多头面部疾病，实在是一个不可多得等中医美容保养方法。

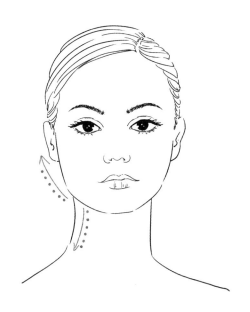

## 小贴士：面部刮疗适合人群

　　面部刮疗适合皮肤晦暗，皮疹，色斑，黄气，皱纹，黑眼圈，面部松弛老化，下颌线不清晰，表情纹路明显，视疲劳，耳鸣，听力下降，头晕，头痛，精神不集中，记忆力下降，失眠等人群。

# 第18节　常按这五个穴位——拥有明眸善睐的美目

"人老先老脸，脸老先老眼""老不老，看眼角"，眼睛常常是我们人体衰老最早被发现的部位，"耳聪目明"也是我们中医延年益智的一大目标，如何防范眼睛衰老，拥有一双明眸善睐的美目，需要我们平时多注意用眼卫生，此外中医也有一些明目的穴位，经常按压可以有一定缓解。眼睛不是一夜之间老化的，首先我们来了解一下眼睛衰老都有哪些征兆。

## 眼睛衰老的常见表现

### 1. 三角眼

三角眼，除了少数天生三角眼的人群，多数人衰老以后，随着年龄增长由于皮肤松弛等原因，都会出现三角眼。三角眼一般内眼角还正常，主要由于上眼睑皮肤中外侧松弛下垂，外眼角被遮盖显小，使眼裂变成近似三角形。

### 2. 水泡眼

水泡眼，也叫肿泡眼、肉泡眼，我们东方人的眼睑解剖特点就是单眼皮常见，同时眼皮较厚、筋膜组织松弛、上睑提肌腱膜较薄、眶隔内脂肪较多，老年人由于眼皮内脂肪组织增多，或衰老导致眼眶隔膜松弛，使眶膈内脂肪脱出于眼皮部位，导致眼睑臃肿而形成水泡眼。

### 3. 眼袋

眼袋是指下眼睑皮肤下垂、臃肿，呈袋状。眼袋根据病因可分为原发性和继发性两大类，原发性眼袋往往有家族遗传史，年轻时就可以看到。继发性眼袋多见于中老年人，是由于衰老导致皮肤眶隔筋膜松弛，眶内脂肪脱垂导致的结果，不恰当的按摩、熬夜等因素，也会加剧继发性眼袋的产生。

#### 4. 鱼尾纹

鱼尾纹是在人眼角出现的皱纹，其纹路与鱼尾巴上的纹路很相似，故被形象地称为鱼尾纹，主要是眼轮匝肌的长期运动，还有大笑、迷眼等表情导致，同时嘴角提肌、笑肌、颧肌也参与了其产生的过程，是肌肉弹性纤维老化退行性变而导致的结构变化，呈放射状排列形成的一道一道皱纹，伴随皮肤暗淡、松弛、干燥，其长短、深浅、数量、形态因人而异。

#### 5. 老年环

老年环通常是一种有遗传倾向的退行性改变，但有时也可能是高脂蛋白血症或血清胆固醇增高的眼部表现，是角周边部基质内的类脂质沉着。常见于老年人，双眼发病，起初浑浊在角膜上下方，逐渐发展为环形。该环通常约1mm宽，呈白色，外侧边界清楚，内侧边界稍模糊，与角膜缘之间有透明角膜带相隔。

出现"角膜老年环"，一般不痛不痒，视力也无下降，往往容易被忽视。因此，提醒中老年朋友，平时不妨用镜子照照，检查一下自己的眼睛，若发现在黑眼球边缘出现"角膜老年环"，应尽早请医生检查看是否患了高脂血症或动脉粥样硬化。

#### 6. 老花眼

老花眼即老视是一种生理现象，是身体开始衰老的信号之一，是人们步入中老年后必然出现的视觉问题。随着年龄增长，眼球晶状体逐渐硬化、增厚，而且眼部肌肉的调节能力也随之减退，导致变焦能力降低。因此，当看近物时，由于影像投射在视网膜时无法完全聚焦，近距离的物件就会变得模糊不清。

#### 7. 黄斑变性

黄斑变性的病理机制主要为黄斑区结构的衰老性改变，是高龄退化的自然结果。老年性黄斑变性大多发生在45岁以上，其患病率随年龄增长而增高，是当前老年人致盲的重要疾病。该病表现为视网膜色素上皮细胞对视细胞外界吞噬消化功能下降，使未被消化的残余小体潜留于基底部细胞原浆中，并向细胞外排出，形成玻璃膜疣，因此继发病理改变后，导致黄斑变性发生。总之主要与衰老导致视网膜色素上皮细胞老化、黄斑区长期慢性光损伤和脉络膜血管硬化等有关。

**8. 豹纹状眼底**

豹纹状眼底是由于视网膜色素上皮的色素较少，可以透过视网膜而见到脉络膜大血管结构及血管间隙的色素区，形似豹皮的纹理，该病多见于老年人及高度近视人群。

**9. 老年性白内障**

老年性白内障即年龄相关性白内障，是指中老年开始发生的晶状体混浊，随着年龄增加，患病率明显增高。由于其主要发生于老年人，以往习惯称之为老年性白内障，其发生与衰老、紫外线照射、营养、代谢和遗传等多种因素有关。

## 眼周常用的五个穴位

其实一双迷人的美目，不是要多大多圆，重要在于明亮有神，功能正常，我们经常渴望青春永驻，其实渴望的也是年轻躯体健康的功能，如何减缓岁月造成的老化，保持清澈明亮的美目，不只闭眼休息，少玩手机，平时合理按摩眼周穴位，也有很多裨益，长按以下眼周常用五个穴位，可以帮助缓解眼部疲劳，拥有明眸善睐的美目。

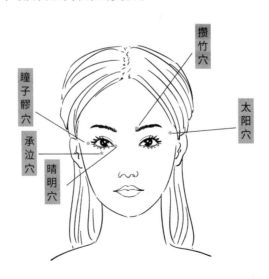

### 1. 睛明穴

寻穴方法：目内眦角稍上方凹陷处。轻轻按压会微有发胀。

功效：缓解眼睛疲劳、改善视力模糊，预防假性近视。

### 2. 太阳穴

寻穴方法：两侧眼角凹陷，介于眉尾与眼尾的中间。

功效：缓解眼睛疲劳、消除眼周皱纹。

### 3. 攒竹穴

寻穴方法：两侧眉头内侧凹陷，用无名指指腹按压此穴位，可帮助疏通经络，改善眼部及面部血液循环和淋巴循环；稍稍用力，有酸痛感即可。

功效：消除眼睛疲劳、改善白睛泛黄，眼睛充血、预防眼周及额头增生皱纹，治疗眼斜、目视不明、目赤肿痛、眼睑瞤动、眉棱骨痛、眼睑下垂、迎风流泪、眼睛疲劳，可预防假性近视。

### 4. 瞳子髎穴

寻穴方法：眼尾往外骨头凹陷处。

功效：改善眼周循环，消除疲劳，延缓眼睑皮肤下垂。消除眼部皱纹、清澈眼神，让你的眼睛看上去纯真无辜。

### 5. 承泣穴

寻穴方法：瞳孔直下，当眼球与眶下缘之间。

功效：消除眼睛疲劳，改善眼周血液循环，缓解眼部痉挛，祛除眼袋，改善眼睛红痛、目赤肿痛、流泪、夜盲、眼睑瞤动。

因眼部皮肤娇嫩，用力过度反而导致皮下瘀血，按压穴位的力度保持在酸胀、舒服为度，洗净双手以后，配合腹式呼吸，以轻柔的力度以内而外按揉每个穴位3～5秒，重复5个循环为佳，按揉穴位之后，闭目缓缓转动眼球，让眼睛适当放松，然后睁开双眼，您会发现世界更清亮了。

# 第19节  古老中医的PRP"吸血鬼美容术"

我们都知道现代医学美容有一个时髦的高浓度血小板血浆（platelet rich plasma，PRP）自体血浆美容术，这种技术是利用人体自身血液离心后提纯出的血浆，再自体注射以实现美容抗衰，因为提纯出的血浆含有高浓度血小板，而血小板经激活后可释放大量生长因子，如转化生长因子－β1（transforming growth factor-β1，TGF-β1）和TGF-β2，胰岛素样生长因子（insulin-like growth factor，IGF）、表皮生长因子（epidermal growth factor，EGF）和血管内皮生长因子（vascular endothelial growth factor，VEGF）等等，这些生长因子可刺激皮下胶原蛋白、弹性纤维的产生，促进软组织及皮肤愈合，因此再自体注射回皮下以后，有一定的提升肌肤状态和延缓衰老的作用。这种美容术因为有创而且血腥，在西方也被称为"吸血鬼美容术"，但是，古老中医很早就有类似的自体疗愈方法。

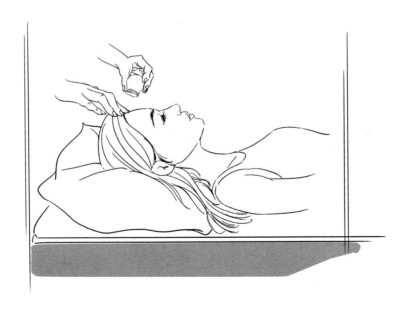

传统的罐疗就是古老中医的自体血浆美容术，拔罐是我国传统的中医疗法，相信许多人尤其是中老年人都不会对它陌生，它又称"角法"，是利用负压使罐吸着于皮肤，造成皮下瘀血现象的一种治病方法。从现代医学的角度来看，罐疗的治疗过程就是人体毛细血管破裂出血后自我吸收修复的过程。以中医美容常用的面部美容罐术为例，就是在面部进行微罐治疗，治疗后局部皮肤毛细血管破裂，均匀分布的自体血浆，渗透到受损皮肤，其中富含的生长因子，诱导皮下产生胶原蛋白及弹性纤维，促使组织再生，修复受损皮肤，恢复皮肤弹性紧致的年轻态，从而达到抗衰效果。治疗过程中产生的炎症因子会促进皮肤色素颗粒的吞噬，使得皮肤色沉减轻、细腻光泽，面部血液循环和新陈代谢加速，也会改善痘印、日晒斑、黄褐斑等诸多皮肤问题，因此罐疗无创且有效，是值得一试的中医美容方法。

既然是一种专业的治疗手段，中医罐疗当然并不简单，需要在医生指导下进行辨证，整体与局部相结合，按照中医经络学说来操作。尤其是颈面部美容微罐术，因为颈面部富含神经和血管，也是气管、眼、鼻等重要感官所在地，所以面部提升和颈项部塑型的操作还需要结合面部、颈部现代解剖，血管、神经、肌肉走向，中西医结合才可以，不是一般人可以操作的。如果不管三七二十一就胡乱拔罐，势必会造成危险，生活中并不乏拔罐时出现意外的事件，如果乱施穴位，有时还会求美不成适得其反，导致皮肤松弛。

罐疗的操作首先要注意选材，美容罐疗要根据部位选择材具，如果是身体部位，竹筒、陶瓷、玻璃罐都可以，口一定要厚而光滑，以免火罐口太薄伤及皮肉，底部最好宽大呈半圆形，腹部、背部和臀部可以适度选择大罐，如果是四肢，就要酌情选择相应的中罐和小罐，面部和颈项部则要特制的微罐。

如何操作，在罐疗前，先将罐消毒彻底，再让病人舒适地躺好或坐好，如果是身体和四肢，露出要拔罐的部位，然后点火入罐。点火时一般用一只手持罐，另一只手拿已点着火的探子，操作要迅速，将着火的探子在罐中晃上几晃后撤出，将罐迅速放在要治疗的部位，再吹熄火，要将罐口捂紧在拔罐部位，被拔者要有罐口吸在身上的感觉，注意罐口边缘不要太热以防烫伤，酌情留罐时间，一般拔 5 ～ 15 分钟就可将罐取下，取时不要强行扯罐，不要硬拉和转动，动作要领是一手将罐向一面倾斜，另一手按压皮肤，使空气经缝隙进入罐内，罐子自然就会与皮肤脱开。面部和颈项部一般不采用常规火罐，而是用硅胶的微罐，采用挤压产生真空的方法开展治疗。除了局部拔罐治疗，还可以采用走罐治疗，就是在罐子捂上以后，在皮肤表面涂抹精油，用一只手或两只手抓住罐子，推拉罐体在患者的皮肤上顺着经络走向移动，这样对循行部位的筋膜和肌肉，还有一定的提拉作用，整个治疗过程会有一些酸胀疼痛，但完全可以接受，即使皮下出血，表皮也没有破溃，不会导致感染，相对安全又无创伤。

罐疗后会产生一定的罐印，尤其是痘印皮损或水肿不通的部位，通常 5 ～ 7 天罐印会完全消退，印痕修复的时间长短和个体代谢能力、免疫力等有关，时间超过一周的往往因为机体气血不足，代谢较慢。随着年龄的增长，人体的代谢自然会降低，所以老年人罐印消退的时间会比年轻人长。当然皮肤深层瘀毒阻滞较重的，印痕自然也重，消退的也会慢，有经验的中医专家会根据印痕的深浅和恢复的快慢判断患者身体状态，给予相应的治疗。

虽然安全，美容罐疗也有一些禁忌，譬如治疗力量较强的体罐，在饱腹后、空腹时都不宜操作，同一部位一般也不建议天天拔罐，在前次拔罐的斑痕未消退前，不建议重复拔罐等。对于某些人群，如心脏病、血液病、皮肤病、肺结核及各种传染病、骨折、精神病或神经质、极度虚弱、消瘦、孕妇、女性月经期、醉酒等人群，都应禁用或慎用罐疗美容。总而言之，作为中医外治法的罐疗，建议您一定在中医美容主诊医师的操作下进行，因为不论是经络辨证、体质辨证还是结合西医人体肌肉解剖辨证，都需要丰富的医学知识，从某种角度上说，亚健康调理、美容养颜都是高于疾病的治疗，从医疗角度上来说要求更高，更苛求完美。

经过此文的介绍，您对古老中医的 PRP 自体血浆美容术，了解了吗？记住下回再求美时就不要只追捧西医血腥的"吸血鬼美容法"了，不妨也试试咱们中医的美容罐疗术。

## 知识链接：“吸血鬼美容法”

中世纪匈牙利臭名昭著的“吸血女伯爵”伊丽莎白·巴托瑞，以容颜不衰和血液美容闻名于世，传说她有一个恐怖的保养秘法，就是血液美容，用少女鲜血沐浴，或者直接饮用鲜血……传说她为了能永葆青春，每沐浴一次就要杀掉两个少女……这就是西方社会流传甚广的血液美容的传说。

进入现代社会，瑞士国家实验室研发出自体血浆美容术，2009 年由法国医生带入法国改良后推广，它是抽取自身血液（约 20mL），采用复杂的离心技术提取出富含高浓度血小板血浆，再通过面部滚动微针，将提取的 PRP 注射回面部，术后满脸的血腥被形象地称为“吸血鬼美容法”。美国网红名媛金·卡戴珊曾在 Ins 上直播自己进行“吸血鬼美容”的过程，超模芭儿·莱法莉也在社交平台上晒“吸血鬼美容”图，自此在世界各国美容圈掀起了一阵“吸血鬼美容”热潮。

## 第 20 节　风靡西方的美式中医美容针雕术

2018 年英国王室哈里王子和梅根大婚时，英国的《泰晤士报》报道"当萨赛克斯公爵和公爵夫人想要在大婚当天呈现出、感受到最佳状态，他俩选择了向最古老的传统求助……在婚礼到来前，哈里王子和梅根·马科尔与一位针灸师进行了一系列定期预约诊疗"。文章还表示，听说正是由于治疗效果显著，这位名叫罗斯·巴尔（Ross Barr）的著名针灸师还和妻子一起受邀出席哈里梅根大婚，受到和明星同等的礼遇。《泰晤士报》表示梅根主要是感谢巴尔的"抗皱针压面部治疗"成就婚礼当天最佳肌肤状态。其实不只是哈里王子和梅根青睐针灸，在西方社会，还有很多对针灸美容痴迷的西方名人，早在 2013 年，网红金·卡戴珊，就在 Ins 上晒针灸图片，还配文："Oh, so relaxing..."（哦，真放松……）乔治·克鲁尼前女友之一的电视主播 Lisa Snowdon 更是坚信针灸能保持肌肤紧致年轻，是"天然肉毒梭菌"，一次扎

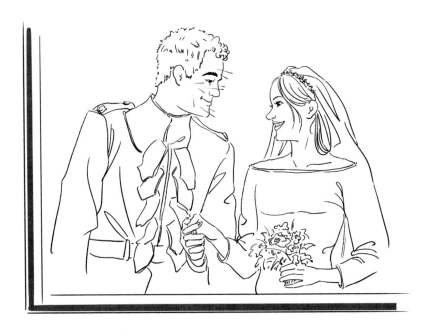

了将近 100 针，还在自己社交账户上晒图，分享美容心得，像好莱坞明星格温妮丝·帕特洛、金·凯瑞都曾公开赞誉针灸，这些爱美的明星普遍相信，针灸能够提升面部肌肤、改善气色和肤质、减少皱纹和各种色斑……与肉毒梭菌、吸脂、削骨各种治疗方法相比，针灸安全有效，且更持之以恒，海外中医师为此做出了大量有意义的尝试，积累了丰富经验。2016 年笔者访美时，美国纽约执照针灸师王少白医生就介绍了美国流行的"糖针"治疗，当笔者将这个海外备受欢迎的技法介绍给国内的医生后，受到大家的热议，临床推广发现"糖针"对中医美容塑形消斑效果不错，美国中医药针灸学会的苏红会长在美国纽约开展中医针灸美容多年，亲身经历针灸热潮在美国的兴盛，本书特请苏红医师将海外中医美容针灸学说加以整理，将深受西方社会追捧的美式美容针雕方法公布于众，希望对国内的求美人士有所帮助。

### 何为美式美容针雕?

美式美容针雕是整合了现代医学肌筋膜理论和中医脏腑经络学说，根据求美者年龄、体型和体质等个体因素综合形成的兼具东西方特色的个体化针雕美容方法。苏红医生认为美式美容针雕是传统中医针灸在海外发展应运而生的产物，是中医针灸美容的海外美容流派。

美式美容针雕重视人体浅表肌腱膜系统（superficial musculoaponeurotic system，SMAS），在现代医学对肌腱膜研究中，我们的身体骨骼肌肉表面覆盖着筋膜层，筋膜将我们的身体骨肉相连，好像一张弹性极大的蜘蛛网，上面"粘"着很多像"沙包"一样的脂肪垫，内连着骨骼，外连着皮肤。面部 SMAS 向上顺颧弓和颞浅筋膜相连，进而通过颞浅筋膜再向上和帽状腱膜连续，再向前上接眼轮匝肌、额肌，向后上接耳上肌、耳后肌，上连帽状腱膜，向下移行包裹颈阔肌。SMAS 对面部组织起到支撑和传导作用，使面部肌肉具有一定的张力，并能够将这一张力传递至面部皮肤，调节面部表情。年轻的时候，SMAS 筋膜支撑力很强，所以，脸部看上去上提而年轻；年老时，SMAS 筋膜弹性下降，直接导致肌肉、脂肪垫的下垂，使面容出现老态。因此，在抗衰治疗中，提升 SMAS 也就从根本上提升了面部软组织支架，使面部恢复年轻轮廓。美式中医美容针雕与传统中医针灸不同的地方在于，辨证方面不仅重视传统中医脏腑经络整体辨证论治，还重视个体肌筋膜的辨证施治，循经取穴和肌肉筋膜取穴并重，除了保留部分中医传统穴位外，在主要的肌肉筋膜连接处，如头部帽状腱膜分布区域，发际线处头面部 SMAS 过渡区、颞部筋膜集中处和关键的表情肌起止点都有进针点，以加强刺激，达到增强和提升筋膜肌肉，从而提升整个面部紧致的目的。在皱纹处，依据现代解剖以肌肉分布的起止点，肌腹点面作为局部穴。优选身体表面无痛点进针，进针迅速，进针过程接近无痛，不追求传统针灸酸麻胀痛的针感，以放松患者，镇静舒适为要，同时达到提升紧致、减轻皱纹、消斑塑形的医疗美容目的。

为达到这一医疗目的，美式美容针雕在实操中对针具和手法要求较高，特别是面部要求微针（0.25×25mm，0.18×13mm 或者 0.6×7mm），海外医疗实践中也常选用日本产 0.5 寸的美容针，针体表面的制作工艺要求光滑无毛刺，进针手法快速，可适度增加针数以达到对肌筋膜足够的刺激量。

美式中医美容针雕的另一亮点是发挥中医的整体治疗及先期预防优势，治疗过程中不只注重调整局部的肌肉筋膜力学平衡，同时通过中医辨证，调理个体脏腑功能以调养气血，特别重视先天天癸、后天脾胃、女性卵巢、胞宫的调养。中医认为，容貌的荣衰与脏腑、经络、气血、肾精（天癸）密切联系，《素问·上古天真论》中说道："女子……五七，阳明脉衰，面始焦，发始堕……男子六八，阳气衰竭于上，面焦，发鬓斑白。"只有肾精充沛、脏腑调和、气血旺盛，才能青春常驻，因此，真正根本的美容方法应当从补益脏腑，调理气血着手。从这种整体观念出发，美式中医美容针雕以针刺滋补脏腑精气，充养肾精，疏通经络，使人体气机升降出入有序，收藏有节，肝血、心神、肾精各有所藏，从根本上减缓衰老的进程。

这种吸收东西方医学之长，有效、持久，没有针刺疼痛的美容抗衰针法，着重轻针浅刺，多针局刺，重视对筋膜层的提升，不仅可针对损美性疾病患者，也适用于大量面部色沉、晦暗、泛黄、皱纹、下垂等抗衰保健人群，符合西方民众对非药物疗法、舒适化医疗的追求，因此引发了美国的针灸美容热，针灸美容（facial rejuvenation）也成为崇尚自然，向化学药品说

"不"的人群的首选之一。

## 美式中医针雕美容操作方法

**1. 选择体位**

求美者优选仰卧位，头下无枕头，下巴自然下收，避免上抬，双膝下垫长圆枕，全身放松。

**2. 针刺消毒**

针具为一次性无菌针灸针，皮肤在选定穴位后，一般用75%的酒精消毒，操作者手指亦要消毒，以免感染，可先将手洗干净，待干后用75%酒精拭擦即可。

**3. 针具选择**

针具在韧度和精度上有一点标准，面部采用微针（0.6×7mm、0.18×1.3mm、0.25×25mm，海外可采用日本产0.5寸的美容套管针），体针可以适度放宽，四肢为一寸到一寸半，腹部可以根据患者脂肪层的厚度，最长可达3寸。

**4. 针刺的角度与深度**

四肢和胸腹部一般采用直刺，根据求美者肌肉脂肪的厚度和进针点的解剖结构，一般深度可达1寸到3寸，面肌和颈项肌肉细薄，适宜斜刺，将针身与皮肤呈45°角倾斜刺入，或平刺，将针身与皮肤呈15°角左右沿皮刺入，消斑一般到达真皮层即可，瘦脸可达皮下脂肪层，除皱和提升往往要达筋膜肌肉层，针刺时要避开大血管和神经，尤其是在面部"危险三角"的操作要分外小心。

## 常用穴位、部位和疗程

美式中医美容针雕强调辨证施治，要求根据个体的皮肤形体问题，以中医经络学说和现代肌筋膜理论为指导，结合身形轮廓、肌肉脂肪分布情况精准确定治疗方案，选穴原则以局部和整体相结合，重视脏腑辨证，循经取穴、肌肉筋膜选穴、局部选穴和远端取穴相配合。

# 头面部常用穴位

**1. 百会穴**

左右两耳尖向上，在头部连结后的顶点，帽状腱膜上，即是百会穴，它可以起到安神定志、镇静养神的作用。

**2. 神庭穴**

神庭穴在头部，当前发际正中直上 0.5 寸，帽状腱膜上，可调神、缓解额纹。

**3. 曲差穴**

在头部，帽状腱膜上，当前发际上 0.5 寸，神庭旁开 1.5 寸，斜刺入发际，可治疗头痛、鼻炎，缓解前额抬头纹。

**4. 本神穴**

在头部，帽状腱膜上，当前发际上 0.5 寸，神庭旁开 3 寸，斜刺入发际，可调神、缓解额纹。

**5. 头维穴**

足阳明胃经与足少阳胆经、阳维脉之交会穴。在头侧部，当额角发际上 0.5 寸，帽状腱膜上。可缓解额纹。

**6. 印堂穴**

位于人体的面部，两眉头连线中点，降眉间肌上，是督脉经穴之一，可清利头目，缓解眉间"川字纹"。

**7. 阳白穴**

在前额额肌部位。当瞳孔直接向上，眉上一寸所在的位置，归属于足少阳胆经，可缓解抬头纹。

**8. 攒竹穴**

两眉头下方凹陷之处，皱眉肌上，缓和眼睛疲劳和眼部四周的浮肿，可缓解眼睛疲劳、头痛、眉间"川字纹"。

**9. 承泣穴**

位于眼球瞳孔正下方，约在下眼轮匝肌下凹陷，soof 脂肪垫上，可防止下眼袋松弛。

**10. 丝竹空**

面部两侧眉梢凹陷处，皱眉肌上。可消除眼睛疲劳、浮肿，提升外侧眼部肌肉。

**11. 瞳子髎穴**

双眼外眦凹陷，眼轮匝肌上。可缓解眼轮匝肌松弛，防止眼尾下垂，鱼尾纹的形成。

**12. 四白穴**

目正视，瞳孔直下，当眶下孔凹陷处，颧肌上，具有明目、提升"苹果肌"的效果。

**13. 迎香穴**

鼻翼两侧一厘米左右的鼻唇沟当中，上唇提肌处，迎香穴可预防肌肤松弛，还能缓解鼻唇沟。

**14. 地仓穴**

嘴角旁约 0.5cm 处，口轮匝肌处，可提升两颊部肌肉，预防脸部松弛，防止嘴角下垂。

**15. 颊车穴**

在面颊部，下颌角前上方，耳下大约一横指处，咀嚼时肌肉隆起时出现的凹陷处，左右各一，沿脸部下颚轮廓向上滑，就可发现一凹陷处，即为此穴位，它可以消除脸颊的浮肿，有一定瘦脸的功效。

**16. 廉泉穴**

在颈部，当前正中线上，喉结上方，舌骨上缘凹陷处，可缓解双下巴。

**17. 人迎穴**

位于颈部颈阔肌喉结旁开 1.5 寸，可缓解由于颈阔肌浅脂肪垫下垂引起的"火鸡颈"。

# 远端常用配穴

**1. 地五会**

为美式中医美容针雕第一进针穴和最后出针穴。地五会为足少阳胆经穴位，定位在足背外侧，当足四趾本节（第四跖趾关节）的后方，第四、第五跖骨之间，小趾伸肌腱内侧缘，肌筋膜前表线上。前表线的轨道是从足趾背面到股四头肌，腹直肌，胸锁乳突肌，到头颅筋膜。刺激地五会，能够平衡头面部因多针刺激有可能引起阳气上升导致的头痛和血压升高。

**2. 皮肤增白、祛黄**

根据病症可配合足三里、三阴交、血海、关元、隐白、合谷、曲池、太冲、神门、膻中等，每次选取穴 4～6 个。

**3. 增强皮肤弹性、抗衰祛皱**

根据病症可配合外关、行间、神门、太溪、照海、足三里、合谷、中脘、气海、关元、公孙等穴位，每次选取穴 4～6 个。

**4. 耳针**

可以配合耳针穴位：神门、交感、肝、肺、肾。

**5. 更年期前后妇女**

配合穴位：气海、关元、中极、子宫、胞脉、八髎。

# 面颈部常用肌筋膜区域穴位

**1. 额部肌筋膜区**

额部肌筋膜区为前额至发际线，可提升上面部，减轻额纹。

（1）额肌筋膜 9 针：前额发际以前正中线为点（神庭），向左右每隔 1 寸为进针点，针尖朝向头部，平刺，左右各 4 针，加神庭，共额肌筋膜 9 针，顺时针捻转滞针。

（2）额纹穴：局部额纹，直接平刺，深达局部额肌、皱眉肌、降眉间肌，顺时针捻转滞针。

额肌的动态收缩是形成额纹的主要因素。额肌中央纤维和降眉间肌相连，其边缘与皱眉肌和眼轮匝肌相混合，这些肌肉的纤维牵拉均会使额肌收缩，久而久之，在纤维的垂直方向就会出现额部组织的褶皱或皱纹，称为动态抬头纹。随年龄增长，皮肤弹性下降，抬头纹的形成由动态变成静态。

**2. 颞部肌筋膜区**

颞部肌筋膜区为两颞侧太阳穴至颞侧发际，可提升侧面部，提升两侧眼角、眉尾。

颞部肌筋膜三针：两颞侧颞部肌筋膜上缘移行至鬓角发际，避开颞侧血管，从发际内进针向头部平刺三针。

**3. 颈部肌筋膜区**

颈部肌筋膜区为下颌至锁骨颈项部，可以缓解双下巴、"火鸡颈"。

（1）颏下肌筋膜五针：身体前正中线颏下部中点，左右1寸，2寸各等分共5个穴位，向舌根方向斜刺。

（2）颈项肌筋膜四针：颈前喉结旁开1寸和2寸，两侧共4个穴位，捏起肌肉筋膜组织，向下平刺。

（3）颈纹穴：局部颈纹，直接平刺，深达局部颈阔肌，顺时针捻转滞针。

支撑颈部前面的肌肉是颈阔肌，是延伸到颈外侧部的一块面肌，紧挨皮下，位置表浅，起自下唇和颏部附近，延伸到锁骨处的皮下，该肌和降口角肌收缩能够使下唇和颏部的皮肤向下。双下巴一般是由于浅层的颈阔肌前脂肪垫和深层的颈阔肌下脂肪垫松弛导致的，但也和颏舌肌，颈阔肌有关，颏舌肌，属于舌肌，起自下颌体后面的颏棘，肌纤维呈扇形向后上方分散，止于舌中线两侧。两侧颏舌肌同时收缩，拉舌向前下方，完成伸舌动作。颈纹经常是由于浅层的颈阔肌前脂肪垫松弛导致的，颈阔肌松弛和和深层的颈阔肌下脂肪垫也参与到颈纹的形成中。

## 常规疗程

40岁以上者：一周两次，20次一个疗程。

40岁以下者：一周一次，20次一个疗程。

视求美人的年龄和面部状况，可以酌情增加疗程，往往经过一个疗程，患者就有肉眼可见的细微变化。

## 美式美容针雕的注意事项

### 1. 不宜针灸者

（1）求美者在过于饥饿、疲劳、精神过度紧张时，不宜立即进行针刺。

（2）孕妇慎刺，一般妊娠前 3 个月禁刺，以免引起流产。

（3）若皮肤有感染、溃疡、疣或肿瘤的部位，不建议针刺。

（4）有血液疾病，自发性出血，服用抗凝剂或损伤后出血不止的，或容易皮肤青紫的求美者，谨慎针刺。

（5）其他严重危及身体健康的疾病，如癌症、艾滋病、急性肝炎、冠心病等。

### 2. 酌情考虑者

（1）高血压病人，需要谨慎关注血压波动。

（2）偏头痛者，头痛发作时不宜做美容针雕。

（3）月经期间，根据患者体质，由医者决定是否针刺。

（4）瘢痕体质可由医者根据患者体质，决定是否针刺。

美容针雕虽然安全舒适，但为有创操作，而且多在头面部取穴，应由具

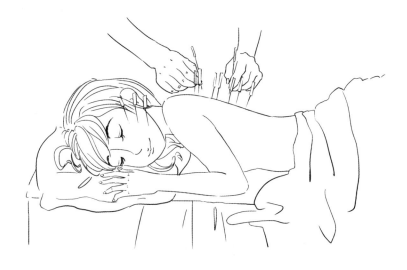

备中医医师资质的人员才可以开展，操作前须病人解释针刺的益处及可能引起的起针后出血，或皮下出血导致的暂时性瘀青等情况，必要时须签署知情同意书。同时医者进针时一定要认真查看病人的皮肤血管分布，尽量避免刺到血管。

## 相关链接

"糖针"（comfortable acupuncture），也称舒适化针灸，是由美国纽约执照针灸师王少白医生在美国创造性提出，"糖针"在掌握要领、操作得法后，可以做到进针毫无疼痛，留针针感舒适欣快，并达到较好的治疗效果，深受美国患者欢迎。因在治疗过程中病人身心放松、舒适愉悦、甘之若饴，所以取与"良药苦口利于病"中的"苦"相对之意，形象地命名为"糖针"。"糖针"源于传统中医的"轻针浅刺"法，《内经》记载的络刺、毛刺、扬刺、半刺等都能看到"糖针"的影子，是传统针法在海外的传承与发展。

王少白教授，美国纽约执照针灸医生，美国中医药针灸学会副会长。1983 年毕业于河南中医药大学中医系本科，1988 年广州中医药大学针灸硕士毕业，师从司徒铃、靳瑞教授，1991 年破格成为首批"靳三针"徒弟。1991 年哥伦比亚大学医学院访问教授，2016 年河南中医药大学校外兼职教授，发表专业著作、学术论文等近 40 篇，并接受过多家媒体如 CBS News、China Daily 等采访，多次受邀到哈佛大学、哥伦比亚大学、纽约大学医学院、西奈山医学院、康奈尔大学医学院、Colgate 等大学及医学机构讲授中医针灸及研究进展。学术上首次提出"糖针"，并致力于"糖针"的疾病治疗研究。

# 第21节 中医美颜易筋经减轻面部法令纹

法令纹也叫鼻唇沟，是在鼻翼两边延伸下的两道纹路，有的人天生法令纹重，但多数人是因为衰老导致的皮肤、肌肉老化所造成的，脸上有明显的法令纹会让人看起来严肃且老态，看起来比实际年龄老很多。如果你想成为拥有六块腹肌、健硕手臂的健康达人，做俯卧撑和平板支撑，并加上自行车训练能够帮助你达到目标。如果你想拥有富有弹性紧致的面部轮廓，那么道理亦是如此，"肌之不存，皮将安附"？采用中医美颜易筋经，有选择性地锻炼面部局部肌肉筋膜，可以有效提升下垂的肌肉皮肤，减轻法令纹。

## 是什么导致法令纹的增长？

**1. 遗传和衰老**

有的人天生法令纹就比别人重，这没有办法，所以我们经常会听到有人说：某某人比较显老，就是因为他先天法令纹比同龄人深，但总地来说，法令纹的增长主要是衰老造成的。随着年龄增长，皮肤里的胶原蛋白、水分含量会渐渐流失，皮下脂肪减少，在重力的作用下脂肪垫下滑，筋膜肌肉老化松弛下垂，就会堆积在鼻翼两侧，形成法令纹。

**2. 表情过于丰富**

表情肌反复运动挤压会加重法令纹，如果法令纹是从两侧鼻翼延伸至两侧嘴角，也有可能因为你太爱大笑。如果法令纹从嘴角又延伸向下，那要注意平时是否有喜欢抿嘴和撇嘴的小动作。

**3. 牙槽骨凸出、鼻基底凹陷也会加深鼻唇沟**

因此早期出现牙齿问题，及时正畸矫正，缓解"龅牙"也能有一定缓解鼻唇沟效果。

此外，无规律的日常作息、睡姿不当，总是侧压单侧面部也会加重单侧法令纹的产生，因此要良好解决如何消除法令纹问题，就要避免这些情况的发生。

## 中医美颜易筋经去除烦人法令纹

面部的皮肤和筋经也隶属中医经络分布的区域，因此，我们可以通过中医面部美颜易筋经的长期锻炼，促进经络循环，加强肌肉筋膜弹性，达到提升的效果。减轻法令纹的关键是锻炼中面部的肌肉和筋膜，也就是俗称"苹果肌"的部分。

坐位，保持头正颈直，呼吸平静，双目微闭。

面部肌肉锻炼可如下操作：

（1）保持下颌不动，张开上颌，做出半打哈欠的姿势，慢慢收回，反复30下，感觉颧部肌肉微微酸胀。

（2）用半打哈欠的姿势努力发出"吁"的音，嘴角向上提打开，上嘴唇包住上排牙齿，持续30下，注意发声时气沉丹田，腹部用力。

（3）将空气吸入口中，用空气充满整个口腔，填满两颊和嘴巴四周，然后闭紧嘴巴左右移动，将口腔内的空气从左转移到右，类似于用漱口水清洁口腔，反复这个过程1分钟，放松，然后再重复，共做3次。不仅可以锻炼面部肌肉，防止法令纹的产生，也能淡化已有的法令纹。

（4）紧闭嘴唇，向内吮吸脸颊和嘴唇，形成"鱼嘴唇"，保持此位置长达10秒钟，重复3次。会感到两侧脸颊的酸胀感，这个动作有助于拉伸法令纹和中下面部的细微表情纹。

## 生活注意

### 1. 少做大笑、搞怪、夸张的表情

都说爱笑的女生运气都不会差，这句话确实很对，微笑是不会导致皱纹的，但如果经常大笑或做太多的搞怪表情，就很容易有法令纹了，而且鱼尾纹也会增多，平常忍住不大笑就没问题，注意少做大笑、搞怪、夸张的表情。

### 2. 不要只用一边咀嚼食物

有很多人吃东西都习惯只用一边咀嚼，这样会导致一边的肌肉过于发达，也很容易引起单侧的法令纹，甚至导致脸型不对称等问题，吃东西要注意两边一起咀嚼，如果只有一边有明显法令纹，就要注意多用这边的牙齿来咀嚼食物。

### 3. 睡觉别侧卧

睡觉时很少有人能做到一直平躺，都需要翻身侧睡一下，不过，长期侧睡容易压迫到脸部导致那边的法令纹加速或更明显，最好养成睡觉平躺的好习惯。

### 4. 不要快速瘦身

当人瘦下来以后脸部也会一起瘦，脸部脂肪和胶原蛋白的流失很容易导致法令纹加深，有些人为了让自己快速瘦下来，不惜极端节食或服用减肥产品，让体重快速下降，结果导致面部法令纹加深，因此减肥要循序渐进，快速降低体重对身体机能及健康都会有很大影响。

# 第 22 节　中医美体经筋操——打造修长天鹅颈

生活中你可能会发现漂亮的面孔很多，但有气质、令人过目不忘的女性却很少，这是为什么呢？因为女性气质的关键在于脖子，有的人明明五官清秀、身材匀称，却驼背探脖、多颈纹、双下巴、有"富贵包"……年纪轻轻就尽显老态。而气质女神未必容貌多艳丽，却都有着美丽的"天鹅颈"。"天鹅颈"，顾名思义，就是和白天鹅一样修长且白皙的脖子，拥有"天鹅颈"的女性，上半身会显得修长纤细，姿态优雅，女神奥黛丽赫本端庄优美，仪态优雅，她修长白皙的脖子功不可没。拥有"天鹅颈"，是拥有一身好气质的不二法门。然而只要上街逛一圈，就会发现驼背、脖子前倾，走姿不正的人比比皆是，这些不良姿势大多都不是天生的，而是日积月累的不良习惯造成的，比如，长期低头导致颈椎弯曲，脖子肥厚，前面出现"双下巴"，后面形成"富贵包"，肩部出现"包肩"，其实，拥有"天鹅颈"并不难，只要进行正确的中医美体经筋操练习，坚持下来，半个月以后就有"天鹅颈"的明显效果。

## "天鹅颈"中医美体经筋操

### 1. 靠墙直立

靠着墙平视前方，挺直腰背，收小腹，沉肩，挺胸，脖子拔高，站立 1 分钟。

### 2. 颈部运动

离墙向前一步走，保持刚才贴墙直立姿势，慢慢把下巴抬高让脸部与地面平行，同时舌抵上腭，维持 5 秒，然后再慢慢往后仰，直到脖子有拉紧的感觉，停留 5 秒，再缓慢收回，平视前方，重复以上动作 3 次。保持仰头姿势，慢慢向右转脖子感到颈部肌肉拉紧，停留 5 秒钟，再保持仰头姿势，缓慢向左转脖子，感到肌肉拉紧的感觉，停留 5 秒钟，重复系列动作 3 次。

### 3. 反祈祷式颈部运动

保持直立姿势，平视前方，挺直腰背，收小腹，沉肩，挺胸，脖子拔高，双手合十，置于胸后，指尖保持向上，成反祈祷式，舌抵上腭，开始缓慢"颈部运动"，重复"颈部运动"系列动作 3 次。

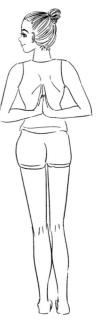

### 4. 拉伸任脉

俯卧在地面上，脸朝下，双腿伸直靠拢，双手用力按压地面，撑起上身，舌抵上腭，抬头看天，拉伸身体正中央任脉，保持 20 秒，感到从耻骨联合到锁骨，颈阔肌的筋膜肌肉有明显酸胀感。重复 3 次，然后放松。

每天早晚各一次，坚持不懈，紧致颈部肌肉筋膜，半个月后你会发现，你也可以练出美丽的"天鹅颈"来。

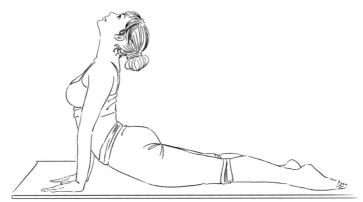

## 修炼"天鹅颈"要注意什么

要拥有白皙"天鹅颈"，不仅要持之以恒地锻炼，还要在生活中多多注意这些细节。

首先要做好颈部保养，先做好清洁，定期去角质，在颈部涂抹相应的保养品，保证肤质滋润细腻，没有肤色不均，和脸部没有色差，颈纹不可避免，但至少别纹路明显。

其次，我们要改变生活中的坏习惯，走路的时候要挺直腰板，把脖子伸直，走路不要玩手机。低头玩手机时，头部颈部骨骼承受的重量是坐直时的十几倍，久而久之，脊柱慢慢变形，颈部骨骼蜷缩，就形成了脖子前倾的不良体态，"天鹅颈"也就越来越远了。

最后，调整睡姿，侧睡或者趴着睡都会挤压脖子肌肤，时间久也会产生颈纹，仰睡可以减少这种情况的产生。选择仰睡之后，还要注意用较平的枕头睡觉，避免因颈部挤压产生细纹，还可以帮助后颈肌肉完全放松。适度减肥，防止脖子上堆积太多脂肪。

人体从上至下，脊柱是中轴线挑着大梁，由颈椎过渡到胸椎，再到腰椎，颈椎首先歪了，胸椎、腰椎都受影响，坐姿、走姿自然不正，这样的人，不仅不美，还会出现肩颈痛、头晕胸闷等疾病。只要在生活中多多注意避免这些不良习惯，"天鹅颈"是完全可以修炼出来的。

# 第23节　还我晶莹剔透少女肌
## ——养好气血祛"黄气"

作为黄皮肤人种，中国人一直对冰肌雪肤有一种执着，偏偏人到中年皮肤就容易泛黄气，起色斑，特别是在大城市辛苦打拼的精英女性们，每天奔波于职场、家庭，在不同的社会角色中切换，既是工作骨干，又是家庭中坚，还要操劳老人的照顾和孩子的教育，一不留神黄褐斑比皱纹先爬上了脸颊。色斑"会说话"，它提醒你，身体出现了健康问题，你的精力出现了透支，气血不调，脏腑失衡，身体出现未老先衰，如何防止未老色衰，还我晶莹剔透少女肌？

**1. 什么样的斑是黄褐斑？**

黄褐斑（chloasma）也被称为"斑中之王"，是很多亚洲女性的苦恼之源。在中国它也被称为肝斑，黄褐斑是发生在面部的色素沉着斑，是后天逐渐出现的色斑，一般在脸上左右对称分布，最容易出现在颧部，也可到额头，甚至弥漫全脸，颜色多为黄褐色，深可至浅黑，浅可为浮黄，淡如云霞隐隐约约。如果是女性怀孕期间出现的生理性妊娠斑，常常在怀孕第3～5个月开始，分娩以后会慢慢减轻，不用担心。如果是夏季受紫外线照射后出现的色斑，冬季注意防晒就会减轻。只有那些经久不退，持续性加重的色斑医生才认为它是需要治疗的色斑。

**2. 人们为什么会长黄褐斑？**

长黄褐斑往往与遗传、妊娠、内分泌失衡、日晒等有关。就是说，如果您的父母长了黄褐斑，您成年以后也容易发黄褐斑。女性怀孕过程中内分泌波动容易出现妊娠斑，如果产后内分泌正常就会消退，如果产后斑久不消退，就需要警惕了。如果长斑的同时脾气也变得急躁，容易发火，有可能合并有甲状腺疾病，如甲状腺炎或者甲亢。一些妇科病的女性如月经失调、子宫肌瘤、子宫附件炎长期不愈，患病女性脸上就会出现黄褐斑。得了肝病、结核等慢性消耗性疾病，或者长期精神紧张、抑郁、睡眠不好等，不论男女，都会耗伤气血，导致脸上出现黄褐斑。此外长期服用一些特殊的药物如避孕药、苯妥英钠、螺内酯也可以导致内分泌异常诱发黄褐斑。有些爱美女性频繁的面部"保养"，这种不当的美容治疗，导致剥脱表皮。三无化妆品中过多的防腐剂等添加剂，刺激皮肤，损伤皮肤表面屏障功能，激活皮肤里的黑色素细胞，也会导致难治性色斑。

**3. 出现黄褐斑怎么办**？

出现黄褐斑要赶紧去看医生，目前医生对黄褐斑的治疗有两种，一是外治，二是口服。皮肤科和美容科的医生经常推荐的口服美白消斑的西药，有还原型谷胱甘肽、维生素 C、氨甲环酸等，维生素 C 是抗氧化剂，可以抑制黑色素的形成，但美白效果缓慢。还原型谷胱甘肽可防止新的黑色素形成并减少氧化，防止皮肤色素沉着的出现，但是胃肠道刺激重，容易出现恶心呕吐，不建议长期使用。氨甲环酸也有一定疗效，但是有导致血栓的风险，要在医生监督下服用，美白的风险太大。外用药经常是氢醌霜或维 A 酸乳膏，要注意浓度和个体差异，这两个药都容易引起皮肤刺激反应，导致皮炎和色素沉着，反而加重色斑；果酸可以渗透进皮肤，干扰黑色素生物合成；壬二酸或杏仁酸，对混合型黄褐斑（表皮和真皮同时受累）都有一定效果，但是部分人群也有不耐受，出现刺激性皮炎、瘙痒等不良反应。不根治黄褐斑病因，反复使用有些人皮肤会越来越薄，成为敏感性肌肤。

实际上黄褐斑用中西医结合治疗效果最好，一般 3 个月一个疗程，可以内服中药治本，外用西药等美白产品治标，积极治疗原发病最终改善黄褐斑。中医认为，黄褐斑与气血有关，是因为气郁血虚、经络不通、气血不能上荣润泽面部所导致。内服中药可以起到疏通经络气血、滋补肝肾精血，起到活血化瘀消斑的功效，临床经常见到的黄褐斑分以下两种类型。

（1）肝郁血瘀型。此类患者脾气往往暴躁，面部发色斑的同时，常伴有月经不调、乳房胀痛、胸闷不舒、两肋胀痛、喜生闷气、痛经等症状，中医要疏肝活血治疗，在中医大夫指导下，可使用逍遥丸、桃红四物汤这样的药物治疗。

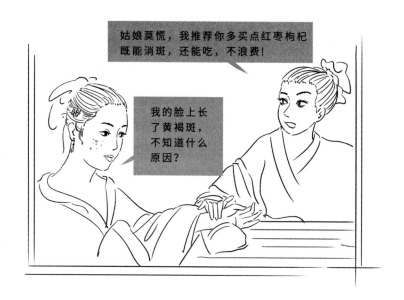

（2）肝肾阴虚型。此类患者身体虚弱，面部色斑有的颜色不深，但持续性加重，长期不好转，伴有腰酸、乏力、尿频、须发早白、耳鸣、记忆力减退等，此类患者可以在中医大夫的指导下用六味地黄丸加乌鸡白凤丸治疗。

## 治疗黄褐斑的中药面膜

治疗黄褐斑的中药面膜组成：白芷、赤芍、丹参、桃仁、白及、僵蚕、白丁香各等分。

用法：全部药材精研成微细末 500 目左右，使用时可取适量牛乳调成糊状，洗净脸后涂于患处，1 次 15 分钟，1 日 1 次。

## 黄褐斑耳穴压丸治疗

### 1. 取穴

主穴：肝、肾、内分泌、面颊。

配穴：肺、脾、神门、皮质下。

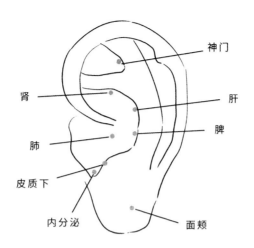

**2. 治法**

采用耳穴敷贴之法。先以耳穴探测仪找到穴区敏感点，每次主穴必贴，配穴根据症情酌加，用王不留行子或磁珠作为压物，敷贴于敏感点，每次敷贴单侧耳，每日按压 3 次，每次 10 下，两耳轮换交替贴敷，隔日换贴 1 次，10 次为一疗程，一般需三个疗程。

## 黄褐斑的日常养护

（1）保持心情舒畅，避免过多忧虑。

（2）怀孕妇女常常在妊娠第 3 ～ 5 个月，开始长妊娠斑，分娩以后会慢慢减轻，孕产过程中若发现黄褐斑，一般只做面部按摩，并应多吃新鲜蔬菜和水果，或产前产后服维生素 C，有抑制色素合成的作用。

（3）男性发现有黄褐斑，尤其要警惕肝病、结核、甲状腺炎或者甲亢等慢性病，积极治疗肝脏疾病等慢性消耗性疾病，根治发病因素。

（4）避免日晒，紫外线照射会导致黑色素增加，在户外活动时必须使用物理或化学防晒。避免日晒可以避免黄褐斑的加重、保证黄褐斑的治疗效果。

（5）尽量减少对面部皮肤刺激，谨慎使用局部脱色剂，对黄褐斑病变区域反复地化妆和卸妆，对局部是一种刺激。黄种人容易产生用药后的继发性色素沉着，造成黄褐斑的进一步恶化。

（6）停用避孕药等容易引起黄褐斑的药物。

（7）不要贸然尝试使用激光治疗黄褐斑，激光治疗黄褐斑的效果并不确切，还有可能返黑引起继发性的色素沉着，甚至激惹加重，需要在正规医疗机构有经验的医师指导下使用。

# 第24节　做"痘"战胜佛——中医古法治"痘痘"

青春期是多事之秋，不仅家长头痛，孩子也很苦恼，那些粉嫩可爱的萌宝们，不知不觉，个子长高、浑身长刺、满脸长包，变成了我们认不出来的"小怪物"，这男孩抠，女孩遮的满脸包就是"青春痘"。"青春痘"在医学上叫痤疮，是青春期的少男少女们脸上比较容易出现的一种皮肤损害，因此常被老百姓叫作"青春痘"，其实它是一种毛囊皮脂腺的慢性炎症。一般身体健康的男孩、女孩，进入青少年以后，体内的雄性激素分泌增多，皮脂分泌旺盛，过多的油脂没有及时清洁，会导致油脂堵塞，毛囊内的痤疮丙酸杆菌过度繁殖并分解皮脂产生脂肪酸，刺激局部组织发生炎症，长出一粒一粒的"痘痘"，多数人的痤疮一般在25岁以后自然趋向痊愈，所以不必放在心上，

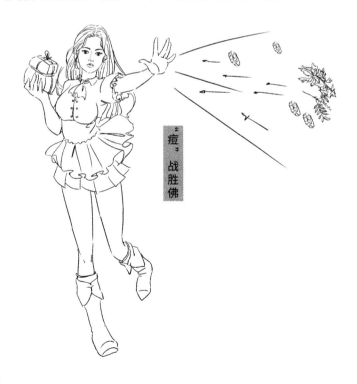

"痘"战胜佛

但是有的人长得数量多，症状又严重，就必须积极治疗，否则胡乱求医或放任不管，会导致病情恶化，产生后遗瘢痕，影响形象，遗憾终生。

痤疮都有什么样的？我们有时也会把痤疮说成粉刺，实际上严格地说粉刺还没有导致炎症，只是油脂的蓄积堵塞，最轻的是白头粉刺，然后是黑头粉刺。白头粉刺是闭合性粉刺，不易挤出脂栓，黑头粉刺是开放性的，在毛囊口的顶端，可挤出硬脂栓。不论是白头粉刺还是黑头粉刺，如果不积极清洁最终会发展成炎症，导致红色的炎性丘疹，严重的甚至导致脓疱、大小不等的结节、囊肿，痤疮消退后常常遗留色素沉着，脸上出现很多咖啡色点片色斑，表皮角化增厚。有些人会看上去面色发黑发厚，有些人会留有持久性皮肤红斑，囊肿结节型痤疮因为损害深而且重，稳定后，常常留下永久的凹陷性或增生性瘢痕，成为我们所说的"月球表面"或"橘皮脸"，终生影响形象。

## "青春痘"的病因

### 1. 雄激素

痤疮易发于十几岁的青少年，是因为青春期雄激素分泌增多，导致皮脂分泌亢进，产生大量的皮脂。

### 2. 毛囊皮脂腺导管角化异常

雄激素分泌增多，会进一步诱发毛囊漏斗底部和排出皮脂的管子过度角化，导致油脂"潴槽"和管道狭窄，皮脂潴留形成粉刺。

### 3. 微生物作用

毛囊中含有的痤疮丙酸杆菌在油脂中大量繁殖，产生溶脂酶、蛋白分解酶及透明质酸酶，将油脂分解为游离脂肪酸，这些酸和酶类酶刺激皮肤组织，引起变性，导致炎症。

### 4. 炎性介质及炎症

毛囊中的粉刺杂质和各种炎性介质的作用，导致炎性丘疹或脓疱，严重者进一步扩大，可以引起炎症性肉芽肿，形成结节，脓肿破溃后形成坑洞，愈合留有疤痕。

### 5. 其他诱因

遗传、饮食、胃肠功能障碍、月经、机械性刺激、化妆品等。痤疮的诱因非常多，饮食、作息不规律、工作环境和内分泌失调等问题都可能导致痤疮的高发。饮食方面，甜食和刺激性大的食物，如酒、辣椒、油炸食品，都是痤疮的高危因素。作息时间没有规律，精神紧张、焦虑的人容易诱发。父母是痤疮人群，孩子往往也遗传这种皮肤，女性月经前激素波动往往痤疮高发，便秘湿热体质的人群好发痤疮，只有湿热清除以后，痤疮才能痊愈，还有使用不合适的化妆品，错误的清洁护理，经常戴口罩摩擦都容易导致痤疮经久不愈。

## "青春痘"的常用治疗

治疗"青春痘"的药物分外用药和内服药。

外用药主要包括抗生素类、角质剥脱剂等。常用的如过氧化苯甲酰，是一种强氧化剂，用于治疗发炎红肿的大痘痘，见效快，可迅速消肿，但对闭口效果一般，使用过程中会有轻微刺激，出现干燥、脱皮、红肿现象，不可全脸使用，药物有光敏性，最好晚上使用，并做好保湿。阿达帕林凝胶，药性温和，可以全脸使用，但需要避光，只能晚上用，对治疗闭口有效，但对红肿发炎的大痘痘不如过氧化苯甲酰。维 A 酸乳膏，能够抑制皮肤的过度角化，打开油脂分泌的通道，有一定的抑制痤疮作用，但是会有皮肤刺激表现，诱发皮炎，导致脱皮、红斑等。皮肤表面刷酸也可以祛痘，像杏仁酸、壬二酸作为一种相对温和的酸类成分，外用能去除皮肤表面老化的角质，把皮脂内积存的污垢排出来，达到祛痘的效果，对部分闭口是有效的，但须注意，刚开始使用时有些人群可能会"暴痘"，痘痘及粉刺反而增多。果酸必须在医生的指导下使用，使用后要做好保湿避光，部分敏感人群皮肤会有脱皮，长期使用，可能皮肤变薄，油皮会变干皮，因此必须合理应用。在痘痘继发细菌感染出现红肿脓疱炎症，在医生指导下，可以外用抗生素药膏，如甲硝唑凝胶、红霉素软膏等。

有些严重的痤疮需要配合内服药，常用的抗生素类如四环素类药物、甲硝唑、替硝唑、维A酸类、抗雄激素类等，中药如防风通圣丸、当归苦参丸等，都要在医生指导下使用。防风通圣丸对热毒壅盛、大便秘结的痤疮患者疗效较好。当归苦参丸主要治疗结节、囊肿为主的湿瘀互阻型痤疮。

## "青春痘"的预防和护理

"青春痘"是青春的"附加品"，让你在享受美好的青春时光时，提醒你成长是要有代价的，不能恣意妄为，要有所节制，只要你好好配合，做好预防护理，就能平稳度过这段多事之秋。

个人的卫生习惯，决定了"青春痘"在脸上停留的时间。有"青春痘"的朋友，肌肤的清洁一定要做到位，痤疮往往长在油性皮肤上，好发在颜面及胸背等皮脂腺丰富的地区，因此这些部位清洁时一定要格外注意。如果"青春痘"长在额头，不要试图用刘海来遮挡，因为刘海的不断摩擦反而会加重痤疮，千万不要用手挤压痤疮，不当挤压，反而加重炎症、导致感染深入留下疤痕，也切忌用油性和粉剂型的化妆品去美化"遮瑕"，以免毛孔进一步堵塞，而使痤疮加重。要选择有保湿作用的卸妆产品，能在有效清洁面部妆垢的同时，给予肌肤充足的水分补充，防治肌肤在清洁后出现干燥缺水的情况。

饮食不当和作息不规律导致的内分泌失调是痘痘的主要原因，所以平时一定要注意饮食和作息的规律性，不要经常性熬夜，少吃辛辣刺激的食物，少吃巧克力、海鲜、奶酪等容易生湿热的食物，避免喝酒、喝咖啡、食用辛辣刺激与油炸的食品，饮食应清淡，多吃水果蔬菜，保持大便通畅。榴莲、芒果、龙眼、荔枝等热性水果发病期也要少吃，以免"火上加油"。可以多吃绿豆、冬瓜、藕、丝瓜、苦瓜等清热利湿排毒食品。如果不改变不良的饮食和生活习惯，到了40多岁，一样会长痘，只不过成人青春痘主要长在下面部，即颊部和下颌部，有时长到脖子上，症状不重，但是好好坏坏会拖很长时间，还会遗留色沉。

最后，一定记住保持愉快的心情，因为不良情绪，过大的压力和焦虑会引起或加重"青春痘"，别担忧它会毁了你的人生，记住它只是一个小小的提醒，健康就是伴随节制和自律的，"青春痘"只是成长的痕迹，身体的警戒，作为生命中的插曲，它很快便会过去了，只要你正确地对待它，别让它干扰你的生活，你会发现，不知不觉它就无影无踪了。

### 小贴士："青春痘"的外用中药面膜

成分：紫花地丁、蒲公英、大青叶、马齿苋、凌霄花、丹皮、白芷、僵蚕，各药均等分。

用法：全部药材研成末，取适量蜂蜜调成糊状，洗净脸后涂于患处，避开破溃的疮面，1次20分钟，2日1次，一个月为疗程，效果不错。

# 第25节 和"月半"美人说拜拜
## ——中医防治肥胖症

体重管理在现代社会里是一个永恒话题,古人言"民以食为天",可见食是人类赖以生存的必需条件。随着人们生活水平的提高,温饱问题解决了,吃喝不愁富贵了,能量的供给大于能量的消耗,作为机体燃料的脂肪在体内过剩被储存起来,营养过剩,于是体重超标了,"月半"美人比比皆是。在新冠流行期间,居家时间多,睡得晚,起得迟,错过了清晨的阳光;吃得多,动得少;坐得多,站得少;加上人们对未来的担忧和对疾病的恐惧导致了各种的焦虑和压力,化焦虑为食欲,诸多原因最终造成了新冠"肥"。

体重超标,不仅人人向往的苗条身段的愿望落空,也给人们健康亮起黄红灯,动脉硬化、高血压、心脏病、中风、糖尿病、高脂血症、高尿酸血症、骨关节炎甚至癌症等疾病患病风险也随之提高。所以减肥势在必行,它不仅仅是保持身材苗条美妙,更是为了健康保驾护航。举目望去,坊间各种减肥方法层出不穷,减肥者们绞尽脑汁,求治于"专家名师",试图走一条捷径,梦想快速瘦成"闪电",而科学有效地管理自身能量平衡系统才是减肥成功,保持完美体重的必胜法宝。

### 什么是人体的能量平衡系统?

能量平衡系统是指人体食物摄入量(能量流入)和能量消耗(能量流出)的协调平衡系统,主要是由瘦素(leptin)和食欲刺激激素(ghrelin)来协调完成的生物过程。瘦素是食欲抑制激素,是由脂肪细胞产生的一种肽激素,它能抑制食欲和燃烧脂肪储存,食欲刺激激素是食欲增强激素主要在胃中释放,让大脑产生饥饿感。和中医阴阳理论中的阴消阳长、阳消阴长同理,如果脂肪质量下降,瘦素也下降,胃释放食欲增强激素使人产生饥饿感，使身体摄取能量。相反，如果你脂肪增加，瘦素分泌也会增加，就会抑制食欲，这种相互依赖的调节功能顺畅，会将脂肪质量保持在一个正常的生理范畴内，这就是所谓的"能量平衡系统"。

如过量的脂肪储存（肥胖），过量进食，糖、胰岛素、甲状腺激素、雌激素、炎症因子、肿瘤坏死因子等都是影响瘦素水平的因素，这就是为什么绝经期后容易发胖，甲亢的病人、炎症感染和肿瘤病人消瘦的原因。如过低的脂肪储存（消瘦，脂质萎缩），禁食，暴露于冷空气中，睾酮上升，都能够抑制瘦素水平，因此节食减肥会反弹严重，天冷时容易发胖，女性高雄激素也会异常发胖。

既然我们的身体已经建立了脂肪调节系统，怎么还会有人变得肥胖呢？因为我们的大脑还有另外两个后天性系统，后天性奖励系统和享乐系统，举个例子，当您去吃是因为馋，而不是因为饿时，您就开启了奖励系统。我们的大脑在漫长的进化中，为了生存繁衍，对营养丰富、高热量的食物天然不设防，现代商业社会为了最大限度地吸引顾客，食品加工制造商、厨师采用专业的食品设计，将这些高热量食材进行组合，创造出各种秀色可餐、口味诱人、种类繁多的食品，过度刺激我们身体的奖励系统，进一步激活我们大脑中的享乐系统，使我们沉浸在美食带给我们的愉悦感中。想象一下，那些高热量的加工食品，如冰激凌，甜甜圈、奶油蛋糕、炸鸡汉堡是不是充满了喷香的气味、诱人的形象，使味蕾满足，饱含浓浓的幸福感，谁能拒绝幸福呢？这些典型的高奖励回报和充满享乐幸福感的食品，很容易上瘾，导致暴食行为，结果，只有肥胖这一条路了。然后肥胖者对瘦素产生了耐受，导致能量平衡系统失衡了。许多专家认为，吃高度加工、高度"可口"的饮食，加上长期处于压力和久坐的生活方式中，是发展瘦素耐受性的完美风暴，因此我们说是人体的调节奖励系统、享乐系统和能量平衡系统的综合紊乱导致人体肥胖。

### 胖到什么程度就算是得病了呢？

轻度的肥胖是不会引起健康问题的，只有当脂肪含量达到一定数值时，我们才称它为肥胖症，肥胖症已经成为现代社会的一个主要代谢疾病，它的诊断主要根据体内脂肪堆积过多和（或）分布异常来定，根据 2003 年《中国成人超重和肥胖症预防控制指南（试用）》判定，当体重指数（BMI）就是体重（千克）除以身高的平方（米），当 BMI ≥ 24kg/m²，即可以诊断为超重，当体重指数 BMI ≥ 28kg/m² 即可以诊断为肥胖症。但需要注意的是肥胖症并非单纯体重增加，如果体重增加是肌肉发达，那自然是一件好事，就不应认为是肥胖症，某些人虽然似乎消瘦体重正常，但内脏脂肪堆积，也可以诊断腹型肥胖症。腹型肥胖也可以根据腰围来进行诊断，亚洲男性患者腰围大于 85cm、女性患者腰围大于 80cm 就可以诊断腹型肥胖症，当然，专科的肥胖门诊也可用 B 超、CT 扫描或磁共振测定计算内脏脂肪面积来予以精确的诊断。中国社会，正常男性成人脂肪组织重量占体重的 15%～18%，女性占 20%～25%，随年龄增长，体脂所占比例相应略有增加，因此应全面衡量。

有些人的肥胖是继发于某些原发性疾病之后，如甲状腺功能减退的黏液性水肿、慢性肾炎水肿等，要着力于治疗原发病，才能解决肥胖。排除继发性疾病导致肥胖后，就可诊断单纯性肥胖症。中医治疗对这两种肥胖症都有一定效果，主要采用中药、针灸、推拿、点穴联合应用。中医治疗以健脾除湿、通利三焦为治疗原则，改善紊乱的消化系统，降低饥饿素的分泌，注重调神，以宁心安神治法调节舒缓紧张的情绪，焦虑的心态，减少压力导致的非饥饿进食，控制渴望，抵抗美食的诱惑，调整亢奋的奖励系统，补气养血，增强体质，提高肌肉的运动能力，疏通经络，加强代谢，激活瘦素的功能。与吃减肥药和吸脂手术相比，中医减肥身体痛苦小，不良反应低，有一定的优势。

## 中医对常见肥胖症的分型和治疗

中医对肥胖症的论述可以追溯到《素问·应象大论》中"肥贵人"及"年五十，体重。耳目不聪明"的描述。《灵枢·卫气失常》根据人的皮肉气血的多少，将肥胖分为"有肥，有膏，有肉"三种类型。古人有"肥人多痰""肥人多湿""肥人多气虚"的说法，这都是宝贵的经验总结，《素问·奇病论》中有"真食甘美而多肥"的记载，认为肥胖的病因多因先天遗传、过食肥甘、缺乏锻炼等导致，由于脾气虚弱、运化传输功能失调，水谷精微化为脂肪和水湿，滞留在体内导致肥胖，严重者甚至阳气不足，肾阳虚衰，水液失于蒸腾气化，痰湿瘀滞、水湿内停，进而肥胖。肥胖为本虚标实证，病位主要在脾、经络、筋膜、分肉，与肾关系密切，某些病例也与心肺的功能及肝失疏泄有关。通常在中医辨证论治的指导下，以痰湿、水湿、实热、腑实、肝郁、气虚等证来遣方用药，往往有效。

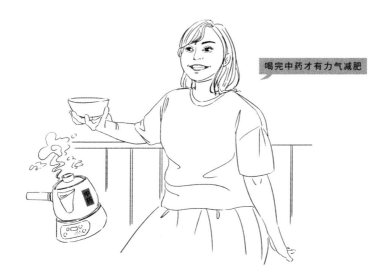

喝完中药才有力气减肥

**1. 脾虚痰浊型肥胖症**

患者体型肥胖，往往伴有面色少华，倦怠乏力，大便不实，平素脾胃虚弱，饮食失节，嗜食油腻生冷等膏粱厚味之品，因为脾胃不能运化水谷而内生痰湿，聚于躯体，导致肥胖。

中医治法：健脾渗湿，化痰祛脂。

常用方药：苍附导痰汤加减。苍术、茯苓、生山楂、陈皮、制半夏、制香附、车前子、赤芍、石菖蒲、鸡内金加减。痰湿较甚者，加生滑石、泽泻、决明子；闭经者，加路路通、益母草。

穴位按压：足三里、中脘、阴陵泉、三阴交、丰隆、脾俞、公孙、气海。

疗程：隔日 1 次，10 次为 1 疗程，可做 3 个疗程，每疗程之间可间隔
10 ～ 15 天。

**2. 脾肾阳虚型**

患者往往中年发福，男性可伴有阳痿、不育，女性白带清稀，甚或闭
经，不孕，体型肥胖常伴有面色㿠白，怕冷便溏，小便清长。主因脾运化水
湿功能失常，脾阳不足而损及肾阳，导致脾肾两虚，肾温化水湿功能失常，
湿聚躯体而致肥胖。脾肾阳虚导致精血衰少，冲任失养，而致女性闭经、不
孕，男性阳痿、不育等生殖问题。

中医治法：健脾温肾，温阳利湿。

常用方药：金匮肾气丸加减。

穴位按压：脾俞、肾俞、足三里、中脘、命门、关元、气海、阴陵泉、
三阴交、丰隆。

疗程：隔日 1 次，10 次为 1 疗程，可做 3 个疗程，每疗程之间可间隔
10 ～ 15 天。

**3. 胃热湿阻型**

患者体型肥胖，伴有面色偏红，口燥口臭，小便黄赤，便秘。素来胃热
脾湿，嘈杂易饥，多食多饮，故食油腻积滞而致肥胖。

中医治法：清胃祛热，健脾化湿。

常用方药：王氏连朴饮加减。黄连、厚朴、天花粉、决明子、陈皮、制
半夏、车前子、石菖蒲、生山楂、泽泻加减。多食便秘腹胀者，加生石膏、
生大黄（后下）。

穴位按压：曲池、合谷、内庭、足三里、丰隆、阴陵泉、脾俞、肾俞、
足三里、中脘、三阴交。

疗程：隔日 1 次，10 次为 1 疗程，可做 3 个疗程，每疗程之间可间隔
10 ～ 15 天。

# 中医减肥的古方

中医经典医籍中也有很多减肥轻身方的记载，特记录下来供大家参考。

**1. 轻身散（《圣济总录》）**

黄芪 500 克，茯苓、甘草、人参、山茱萸、云母粉、生姜适量，具有补气健脾，利湿减肥轻身之功，适应于气虚湿组型肥胖。方用黄芪为主，健脾益肺，利水消肿，辅以茯苓利湿健脾，宁心安神；人参、甘草，补气健脾，使脾气生化有源；佐以山茱萸补益肝肾，敛涩精气；云母粉达肌温肉，温中镇怯。诸药合用，具有补气健脾，利湿减肥轻身之功。先将黄芪生姜煎煮，焙干为散，再将茯苓等药捣筛为散，拌匀备用，每服一克，入盐少许，开水送服，不拘时候。

**2. 防风通圣散（《宣明论方》）**

防风、川芎、芍药、大黄、薄荷叶、麻黄、连翘、芒硝、石膏，黄芩、滑石、生甘草、荆芥穗、白术、栀子。此方具有发汗达表、泻热通便的功效，可用来治疗胃火旺盛，食多便少之肥胖症。方用防风、荆芥、麻黄、薄荷疏风透表，使邪气，浊垢从汗而解；大黄、芒硝通便泄热；石膏、黄芩、连翘、桔梗清解肺胃；山栀、滑石清热利湿，使里热宿垢从二便而出；再以当归、川芎、白芍养血活血；白术健脾燥湿；甘草和中，调和药性，清下而不伤里。诸药合用，有解邪热，泻宿垢，瘦腰身的作用。

**3. 减肥轻身方（《太平圣惠方》）**

黑丑、白丑、决明子、泽泻、白术、山楂、制首乌，具有泻下导滞、消极化痰、逐宿垢、美身姿的作用。方用黑丑、白丑通利二便，"走气分，通三焦"（《本草纲目》）；配以草决明清肝火，益肾阴，润肠燥；山楂消肉积，祛血瘀；更以泽泻、白术健脾利湿，除痰蠲饮。诸药合用，行气健脾，活血清肠，能使气滞、脾虚、积垢、痰饮、瘀血个个清散。再配以制首乌补肝肾，益精血，共凑减肥康体之功。以上药浸于水中，水超过药面约 2 寸，1小时后火煎至沸，约 20 分钟，倒出药汁，加开水 1 小杯，煎沸15分钟，再倒出药汁，将两次药汁混合，储瓶备用。每剂分 2 次空腹服，连服数 10 剂。

### 4. 地仙丸（《奇效良方》）

黄芪（剉）、天南星（炮）、羌活（去芦）、茴香子（炒）、地龙（去土）、骨碎补（炒）、防风（去芦）、赤小豆、狗脊（去毛）、白蒺藜（炒）、乌药、白附子（炮）、附子（炮，去皮脐）、萆薢、牛膝（酒浸）、木鳖子（去壳）。本方能通经络，补肝肾，调气血，壮筋骨，而有消肿减肥作用。方中用天南星、白附子、木鳖子、地龙通经络，祛风湿；羌活、防风、白蒺藜祛风胜湿，通络消肿；再以赤小豆、萆薢渗浊利湿，可使在肌腠、在经络、在筋骨之风湿浊尽除。辅以茴香子、乌药温中散寒，健脾化湿；黄芪补气升阳，利水消肿；骨碎补、狗脊、牛膝、附子补肝肾，强筋骨，并助肾阳以温阳化水。诸药合用，标本兼治，可使风湿尽去，经络畅达，筋骨强健，则可形体健美。上述诸药共研细末，酒煮面糊和丸，如梧桐子之大，储瓶备用。每服20丸，空心盐汤或茶酒送下。

### 5. 荷叶灰方（《证治要诀》）

取新鲜荷叶洗干净，剪去蒂和边缘，然后晒干，将其撕成块状，放入锅中，锅上盖后点火煅制，以白纸变成焦黄为度。待冷后取出，研成细末备用。米汤调服，每次6克，每日3次。鲜荷叶利湿降脂，减肥美形，本方久用令人体瘦腰细。

### 6. 肥治方（《石室秘录》）

人参、杜仲、白芥子、白术、薏苡仁、芡实、熟地黄、山茱萸、肉桂、茯苓、砂仁、益智仁、北五味、橘红。本方用脾胃虚弱，湿盛痰壅，肝肾不足，阳气式微而致之形体胖大，动则气喘汗出，面色㿠白，喜静恶动者。方中人参、白术、茯苓、薏苡仁健脾利湿，扶土制水；芡实、山茱萸、北五味、益智仁秘涩精气，补益肝肾；再助以杜仲、肉桂温补命火；熟地黄滋肝肾阴，填精益髓；更以砂仁、白芥子、橘红理气健脾，温通经络，以防补而壅滞。诸药合用，中运脾胃，下温命火，兼益肝肾，补而不滞，共奏健脾胃、补肝肾、美形体之功。上药共研细末，和蜜为丸，白开水送服。

# 第 26 节　如何成为乌发如云，光可鉴人的东方美人
## ——中医养护防脱发

随着生活压力的增大，脱发已成为现代人的烦恼之一。据国家卫生健康委员会调查显示，我国有大约 2.5 亿脱发人群，其中 20 ～ 40 岁的年轻人竟然占据相当大比例，说明越来越多的年轻人加入"秃"飞猛进的队伍。

### 哪些脱发是异常并需要治疗的？

正常情况下，头发有生长衰老的周期，大概人每天脱 50 ～ 100 根头发，这都属于正常范围，但如果脱发远远大于此数，或局部异常脱落，持续两三个月还不缓解，就应引起重视，这可能是病理性脱发，就需要治疗。病理性脱发又分为永久性脱发和暂时性脱发两种，暂时性脱发是由于毛囊短时间受损造成的，可能因为一过性发烧、慢性疾病或营养不良、内分泌失调等造成，经过中医调理是可以恢复的。还有一种突发脱发：斑秃，因为发病快，民间又称为"鬼剃头"，可能一觉醒来突然就发现秃了一块，严重的甚至腋毛、眉毛、睫毛都可能脱落。斑秃也受到遗传因素的影响，但往往因为剧烈的情绪刺激，长时间精神疲劳，焦虑高压而诱发，斑秃只要祛除压力，合理治疗，一般可以恢复，少数会成为永久性脱发。

永久性脱发是毛囊永久性受损造成，往往是因为外伤、烧伤、烫伤、感染性皮肤病造成皮肤瘢痕生成，导致毛囊永久性破坏引起的脱发。我们常见的男性秃顶很多也是永久性脱发，它的发病原因与种族和遗传有关，往往逐渐发生，从发际线后移开始，最后发展到头顶稀疏，在某些国家，男性的秃顶率高达 40%，女性少见秃顶是因为从遗传学上说女性有两条 X 染色体，更容易过滤脱发基因。

## 为什么现代人如此多见脱发？

排除遗传和种族因素，为什么现代人如此多见脱发，考虑和这些因素有关。

**1. 不良饮食**

现代人生活水平提高了，饮食结构发生了变化，摄入的谷物、青菜、粗粮减少，而脂肪、蛋白质等高热量、刺激性食品增加，食物过于精细，导致体内营养不均衡，影响毛发生长。高脂肪油腻食品摄入过多，富含添加剂的食品增加，再加上现代人过多的应酬，大量吸烟饮酒，造成脾胃湿热，头部油脂滋生过多，毛囊阻塞，阻碍发根吸收营养，最终导致脱发。

**2. 养护不当**

过度使用化学洗发、护发用品，频繁地烫发和漂染，长期使用染发剂，经常使用电吹风、电热器烫发，都会对头发造成损害导致脱发。

**3. 不良生活习惯**

现代人工作压力大，竞争激烈，中枢神经系统长期处于紧张状态，熬夜加班，缺觉失眠，导致激素失调，自主神经功能紊乱，头皮局部的血管收缩功能失调，造成毛囊营养失调，导致脱发。女性月经及产后调理失当，头发得不到正常的濡养，长期服用避孕药都会出现脱发、白发频发。

## 中医分型防治脱发

人是自然界的一部分，像秋冬树叶凋落一样，每天梳头时，掉一些头发是正常新陈代谢，换季时掉头发多一些也是一种自然生理现象，但是，如果一个人头发掉的非常多，持续时间长，同时伴有生病，就需要治疗。中医认为"发为血之余""肾之华在发"，《素问·上古天真论》曰："丈夫八岁，肾气实，发长齿更。""五八肾气衰，发堕齿枯，血衰则发衰。"隋代巢元方《诸病源候论》曰："若血盛则荣于头发，故须发美，若血气衰弱经脉虚竭，不能荣润，故须发秃落。"气血充沛的人，气血供养完五脏六腑肢体关节后，自然有富余可濡养头发，头发就不仅多，而且又黑又亮。肾是人体的原动力，肾气足的人，头发也会很好。年轻人很少虚损，他们的脱发中医往往认为是血热，《儒门事亲》中说："人年少发早落或屑者，此血热太过也。"《医学入门》还认为："胆会膀胱，上荣毛发，风气盛则集燥，汁竭则枯也。"脱发的病位主要在肾、肝、胆、肺、脾等脏腑，主要有以下几种类型。

**1. 血热风燥型**

少年发早白或脱发过多往往是此种类型，成人在受到情绪刺激时出现脱发，也往往是此种类型脱发。表现为突然发病，少则局部，重则全秃，甚至伴有眉毛、胡须、腋毛、汗毛脱落，皮损局部无自觉症状，常有咳嗽，发热，或焦虑、烦躁、抑郁郁积、失眠、过劳等因素而诱发，现代人生活压力大，竞争激烈，焦虑暴躁，肝火郁热、肺经风热，导致血热生风，风热上窜巅顶，皮毛失养，毛根干涸而脱落，或常年心理失衡，神经系统紊乱，血热暗耗阴血，不能养发，毛发不得滋养而脱落。

中医治疗以清热凉血、息风润燥为原则。临床常用凉血消风散合泻白散加减治疗，药用生地黄、当归、荆芥、蝉衣、苦参、白蒺藜、知母、生石膏、生甘草、桑白皮、地骨皮等。

**2. 脾胃湿热型**

此类脱发并见头发油腻，搔痒头屑，或头发细小稀疏，易折脱落，多因患者恣食肥甘厚味，损伤脾胃，脾虚运化无力，致使湿热上蒸巅顶，侵蚀发根，头发则黏腻而脱落。包括现代医学所说的脂溢性脱发，此种脱发也被传统中医称为"油风"，《医宗金鉴》中概括了此病的症状"油风毛发干焦脱，皮红光亮痒难堪"。

治宜祛湿化浊，健脾生发，可用名老中医赵炳南的祛湿健发汤方治疗，药用白术、泽泻、猪苓、萆薢、车前子、川芎、赤石脂、白鲜皮、桑椹、生地黄、熟地黄等，湿去络通则发生。

**3. 肝肾亏虚型**

此种脱发往往还伴有须发早白、身体瘦弱、腰膝酸软，甚至牙齿松动、梦遗滑精等虚损症状。"肾藏精，主生殖，其华在发"，肾为先天之本，肝藏血，精血同源，"发为血之余"，头发为精血所濡养，肾藏精，肝藏血，两者相互转化，若肝肾不足、精血两虚，头上毛发得不到滋养，就会渐渐稀疏、变黄、变软、萎缩，引起脱发。

中医用七宝美髯丹滋补肝肾，填精养血，来治疗此种脱发。处方含何首乌滋养肝肾，涩精固气；当归补血养肝；枸杞子、菟丝子补肾益精；牛膝可强健筋骨；补骨脂能培补命门，温补肾阳；茯苓可以健脾宁心，淡渗以泄浊；还可以酌情添加熟地黄、桑葚、女贞子等；药食同源的黑豆、黑芝麻都有滋补肝肾、益精生发的作用，生活中可以多食用。

**4. 气血不足型**

一些女性的脱发，还有一些慢性病，如肿瘤、营养不良等导致的脱发，多属于此类型。因为女性月经，生产都耗伤气血，更年期气血开始衰竭，如果经前产后恢复得不好，会对身体产生影响导致脱发；慢性病耗伤身体，导致气血亏虚，毛发失于濡养，则枯萎、稀少和脱落。症见头发突然片状脱落，患处皮肤光亮，严重者全部头发及眉毛均脱光，伴面色不华，眩晕，心悸气短，体倦乏力，神疲自汗，妇女则月经量少或闭经等。

治以益气养血生发。临床可用八珍汤加减治疗，药用人参、白术、白茯苓、当归、川芎、白芍、熟地黄等，其中人参、白术、茯苓、甘草，甘温之补气，当归、川芎、芍药、地黄，质润补血，气旺则百骸资之以生，血旺则百骸资之以养，形体既充，则毛发得生。

## 脱发外治法

（1）苍耳子20克，苦参30克，红花20克，侧柏叶20克，明矾10克，百部20克水煎后洗头，每天洗1次，对油腻脱发，搔痒头屑有一定效果。

（2）透骨草20克，荆芥20克，生姜20克，水煎后外洗，每天1次，适用于突发的脱发。

（3）夏季头发黏而不爽，频繁脱发，头皮屑多的，中医认为与"湿毒"有关，可用冬瓜皮、西瓜皮、丝瓜皮熬水洗头。因为冬瓜皮、西瓜皮、丝瓜皮具有清暑利湿的效果，可以煮水洗头祛油腻。

（4）新鲜的皂角及侧柏叶适量泡于高度白酒中制成药酒，于每天晚上将药酒涂抹于脱发处。

## 脱发食疗方

（1）黑枸杞红枣桂圆粥：黑枸杞20粒，加红枣、桂圆各10枚，紫米100～150克，加水适量，煮粥食用。有益肾补血的功效，适合肝肾不足、气血亏虚脱发者。

（2）黑豆桑椹汤：黑豆30克，桑椹子30克，黑枸杞10克，水煮约半小时后，连汤渣同食。长期服用，可滋补强壮生发。

## 脱发生活宜忌

（1）忌食烟、酒及辛辣刺激食物，如辣椒、生葱、生蒜、韭菜、生姜、花椒、桂皮等。吸烟会使头皮毛细管收缩，从而影响头发的发育生长，辛辣刺激食物会内生湿热。

（2）脂溢性脱发忌食甜食、肥肉、煎炸烧烤等油腻燥热高热量食物。

（3）忌食垃圾食品，如含有反式脂肪酸的包装食品、速食的方便面等。

（4）多吃含碱性物质的新鲜蔬菜和水果。现代研究长期过食纯糖类和脂肪类食物，使体内代谢过程中产生酸毒素是脱发及头发变黄的因素之一。

（5）补充富含维生素E、维生素B族的食物，维生素E可抵抗毛发衰老，促进细胞分裂，使毛发生长，维生素B族一般存在于新鲜蔬果、全谷类食物中，可以促进头皮新陈代谢，可多吃鲜莴苣、卷心菜、黑芝麻、核桃等干果。

（6）补充碘质。头发的光泽与甲状腺的作用有关，补碘能增强甲状腺的分泌功能，有利于头发健美，可多吃海带、紫菜、牡蛎等食品。

（7）多食优质蛋白质，蛋白质是头发的基础，优质的蛋白质包括新鲜的鱼类、肉类、蛋类、豆制品、牛奶等。这些富含蛋白质的食物，经胃肠的消化吸收，可形成各种氨基酸，进入血液后，由头发根部的毛乳头吸收，并合成角蛋白，再经角质化后，就是形成了头发。

（8）勤梳头，经常梳头发可以加强头皮的血液循环，梳头时最好用木梳或牛角梳，每日早、中、晚梳头 10 次。可边梳边按摩头皮，以增强发根部的血液供应和头发的营养，注意头发湿润时不要梳刷，以免损伤发质。

（9）正确洗发，洗发可除去灰尘、皮屑，有利于头部皮肤的呼吸，不要用太烫的水洗发，洗发的同时需边搓边按摩，这样既能保持头皮清洁，又能使头皮活血，不用脱脂性强或碱性洗发剂，应选用对头皮和头发无刺激性的天然洗发剂，洗完后用厚毛巾轻拍头发，以将剩余的水分吸掉，让头发自然风干。

（10）良好的生活习惯，一定要心胸宽广、保持乐观情绪，养成坐卧有时的良好生活规律，精神状态不稳定，每天焦虑不安会导致脱发，经常进行深呼吸，散步，太极拳，八段锦等，可以消除精神疲劳。

（11）注意帽子、头盔的通风，头皮不耐闷热，戴帽子、头盔会使头发长时间不透气，压迫毛孔肌肉，引起脱发，所以应注意帽子、头盔的通风，不要久戴。

滋补生发，症见：头发油腻，如同擦油一般，亦有焦枯发蓬，缺乏光泽，有淡黄色鳞屑固着难脱，或灰白色鳞屑飞扬，自觉瘙痒。

## 小贴士：西医治疗脱发的方法

关于脱发的治疗，西医也有很多方法，男性雄性脱发早期进行抗雄激素治疗效果还是很明显的，不仅可止脱，甚至可在某些毛囊尚未完全破坏的部位重新生发，现在有含量为每片 1 毫克的非那雄胺（商品名保发止）可使这些患者头皮及血清中的双氢睾酮浓度下降，能阻止秃发区头皮内毛囊变小和萎缩，应用后能增加头发生长并防止这类患者继续脱发，但这种药物不适宜老年人，儿童和妇女。对于女性早秃则在月经周期，在医生的指导下口服抗雄性激素环丙孕酮、炔雌醇合用，同时局部外搽 2% ～ 4% 黄体酮酊等。保钾利尿药螺内酯能有效地抑制雄性荷尔蒙的活动，对抗二氢睾酮的活性，可以治疗男性型脱发；现在也有局部外搽的螺内酯抗脱发乳液，外搽于脱发区域的头皮，可以达到接近内服保发止的功效；米诺地尔是一种周围血管舒张药，长期局部使用时，可刺激男性脱发和斑秃患者的毛发生长，外搽方法副

作用较少，已成为发达国家用于男性脱发的主要药物。一般男士多使用 5 %
米诺地尔酊，女士多用 2 % 米诺地尔酊。 5 % 米诺地尔酊外搽局部一天 2
次，一般要用 3 ～ 4 个月才见效，开始使用时有些人头发比以前掉得更多，
实际是枯萎的快要脱掉的头发在脱掉，随后再重新生上新头发，生发后要持
续用，停用后又会掉头发。配合内服保发止，治疗 6 个月以上后大部分患者
可以看到毛发停止脱落或毛发出现再生。如果到了 6 ～ 7 级的脱发，额和顶
部的头发基本没有了，毛囊萎缩明显，再用外搽药，效果就没早期明显。此
外，现代医学也有毛囊移植手术也可改变头部的面貌，也就是把后脑勺的头
皮带毛发切下来，像插秧一样一根根地分开种植到头顶或前额的皮肤上，也
可通过织发、纹绣或多种多样的假发来改变头部形象，总之，随着时代的进
步，脱发的改善办法会越来越多。

# 第 27 节　斑斑大不同——中西合璧 祛斑无痕

在中医门诊经常会遇见一些爱美人士，充满期待地向大夫展示身上的色斑，她们往往是屡经西医治疗受挫，不堪其扰，希望借助祖国医学的"魔力"，无痛无创地根治这些色斑。其实色斑的治疗是有学问的，中西医各有所长，有些斑是适合中医治疗的，有些斑是西医技术更为擅长的，因此，我们要各取所需。

## 皮肤为什么会长斑

皮肤出现色沉变黑其实是一种人体的自我保护反应，因为我们的皮肤含有黑色素细胞，黑色素细胞本身就是分泌黑色素的，外来刺激伤到皮肤后，皮肤为了自我保护，就会引发黑色素细胞分泌黑色素。例如，日晒，阳光中的紫外线穿透皮肤到达真皮层，会造成皮肤光损害，黑色素细胞为了保护机体就分泌黑色素来阻挡紫外线，时间长了皮肤就会变黑。蚊虫叮咬后留下的伤口、青春痘感染损伤发炎、被热水烫伤后的创面等炎症反应，都会诱发黑色素细胞过度分泌留下色素沉淀……不过这些色沉，只要不是很严重都会随着时间慢慢淡化，时间长短与年龄、体质和皮肤的修复能力有关，一般不用治疗。但建议防患于未然，当然随着年龄增长，皮肤的新陈代谢衰退，自然修复能力降低，淡化就会慢一些。

## 常见色斑的分类和防治

我们医生通常会按照斑的深浅部位，把常见的斑分为浅斑、深斑和深浅混合斑三类。

### 1. 浅斑

浅斑又叫表皮斑，我们常见的浅斑有雀斑、老年斑和色素性母斑。

雀斑在很多好莱坞的电影里我们可以看到，美国西部阳光明媚的乡村，满脸雀斑的男孩、女孩，非常可爱。雀斑好发于儿童和青少年，一般是米粒大小的黑褐色斑点，对称地散布在脸上，可以横跨过鼻梁，形如雀卵，故很早中国人就将它命名为雀斑。现代医学研究发现它与家族遗传有关，过度日晒会增加，因此不论是国外还是国内，都是日晒足的地方，小朋友比较多雀斑。中医对雀斑的记载很早，也很早就发现用一些中药点敷可以祛除雀斑，这些中药往往具有柔和地腐蚀皮肤表皮色素作用，合理使用后结痂脱皮，能将表皮的雀斑祛除。但雀斑作为常染色体显性遗传病，属于很表浅的色素沉着，使用现代激光技术就可以轻松地崩解色素颗粒，而外敷中药既慢又容易继发感染，因此临床现在已经很少再用中药外敷治疗雀斑了。

老年斑又叫脂溢性角化，通常在脸上、手上、脚上暴露部位都可以看到，边界清晰，伴随着表皮细胞增生，通常会慢慢鼓起来，有油腻痂。老年斑的出现提示细胞进入衰老阶段，氧化自由基蓄积，是人体进入衰老阶段的表现。老年斑很表浅，也可以像雀斑一样通过激光轻松地祛除，但是现代社会压力大，在一些年轻人身上也可以看到老年斑，如果年轻人出现老年斑往往提示身体状态不佳，可能存在气血不足，肝肾亏虚的问题，那就应该配合中医调理身体，从根上祛除机体早衰的因素。

色素性母斑又叫"咖啡牛奶斑"，是胎记的一种，属于先天性色素异常性疾病，颜色就像是加了牛奶的咖啡一样，边界非常清楚，刚出生的时候颜色一般比较淡或者不明显，随着年龄的增长会慢慢地明显起来。色素性母斑和雀斑一样，色素沉积于皮肤的最外层，可以使用激光、磨削、光子等治疗手段去除，临床很少采用中医治疗。

**2. 深斑**

深斑往往深及真皮，又叫真皮斑。

太田氏母斑又叫太田痣，通常是融合成片的色素沉着斑，常见一大块蓝黑色斑点分布在脸上，《水浒传》中的"青面兽"杨志应该就是一名太田痣患者，太田氏母斑多为单侧分布，沿三叉神经眼和上颌支走向，眼睑、巩膜、角膜，甚至口腔鼻黏膜都可见这种色素斑，这也是胎记的一种，好发于有色人种，终生不消退，可以通过激光直达真皮，崩解色素颗粒，予以祛除，任何表面的剥脱、磨削都没有效果，也不建议采用中医治疗。

颧骨母斑又叫褐青色痣，也属于先天性疾病，但是多数进入青春期才发病，因此很容易被误诊为黄褐斑、雀斑，多发于 16～40 岁女性，通常在两侧脸颊颧骨上，对称分布，直径 1～5 毫米黑灰色斑点，皮损面积比雀斑大一些，到了更年期反而会减轻。因为是真皮层的黑色素细胞过度增生导致，外在的剥脱美白和表浅激光治疗效果一般，反而会激发它的生长，只能通过激光治疗，但与太田痣不同，因为它的产生与激素有关，激光局部崩解色素，并不能根治产生色斑的根本，部分疗效不佳，激光后很快反弹，甚至加重，建议配合内服中药、针灸治疗稳定机体内分泌和气血循环，中西医结合可增强治疗效果。

### 3. 深浅混合斑

深浅混合斑是横跨表、真皮两界的斑。

黄褐斑又称"斑中之王"，是很多中年女性的苦恼之源，一般在脸上左右对称分布，颜色为黄褐色，可深可浅。之所以难以根治，就是因为黄褐斑的发病部位同时存在表皮层和真皮层，现代激光难以精准定位，同时它的产生和内分泌不调、血液循环障碍有关，因此外用激光有可能激惹色斑导致加重，激光治疗要谨慎。中医对黄褐斑认识很早，也是最适合中医治疗的色斑，中医叫它肝斑、鼾黧斑，认为和肝郁血瘀有关，往往合并身体的内分泌失调，需要治疗原发病才能根治，适合氨甲环酸、传明酸、熊果苷等治标，结合内服中药治本。《外科正宗》载，水亏不能制火，血虚不能华肉，以致火燥结成黑斑，中医养血活血能减轻色斑，改善暗沉。

难治性黑斑是严重难退的色斑，这种色斑明显，可以在面部两颊，也有少数长在太阳穴上下，多呈现点状和片状。多来源于接受反复多次错误治疗，多数是不合理使用祛斑产品，如含铅、汞的化妆品、面膜、过度使用氢醌、高浓度果酸等，导致重金属沉积或皮肤过度剥脱，屏障功能严重受损，细胞应激性分泌大量黑色素来保护皮肤。因为长斑部皮肤高度"警觉"，因此即使中医外治也应非常谨慎，可以口服中药结合针灸外治调理，要特别重视皮肤日常养护，保湿防晒，饮食均衡，不可轻易接受激光治疗。

通过以上介绍，您可以看到，小小色斑学问很大，即使现代医学进步到了今天，依旧有些疑难色斑没有攻克，借助祖国医学的养生智慧和现代科技双剑合璧，才可以让您色斑去无踪，雪肤永常驻。

## 激光祛斑的常见疑问

激光祛斑是目前吸取现代科技的优势，快捷微创祛斑效果比较理想的方法之一。色斑能吸收合适激光并被崩解，当色素渐渐被身体吸收时，颜色也随之变淡，治疗相对简单、彻底，不良反应小，可以有效弥补中医祛斑治疗时间较长的缺点，是中西医标本并治的典范，合理使用可以事半功倍，但是临床来看中医的患者很多对激光还有很多疑问，因此特别有必要给大家普及一下。

**1. 激光祛斑会很疼吗？**

激光祛斑属于微创激光美容方式，对皮肤创伤很小，在进行激光祛斑的时候，可能会有被针扎的感觉，一般是在可以接受的范围内。对于部分高能量激光，可局部使用麻药，治疗就没有问题。

**2. 激光会使皮肤变薄吗？**

激光通过选择性热作用淡化色斑，祛除扩张的小血管，光热作用有一定的激活皮肤成纤维细胞，增加胶原蛋白表达的作用，可以使真皮胶原纤维、弹力纤维产生重新排列，数量增加，恢复皮肤的弹性，不会使皮肤变薄，反而有一定的减轻皱纹，缩小毛孔的效果。25岁以后人体皮肤胶原蛋白丢失，本身逐渐变薄，这是人体老化的自然变化，和之前做没做激光没有什么相关性。

**3. 祛斑只需 1 次激光治疗就可以？**

激光祛斑往往不是1次治疗就能搞定，一般临床上激光祛斑需要进行1～5次的治疗，每两次治疗间隔1～2个月。激光祛斑的次数主要与患者的自身情况以及激光仪器的选择有关，目前用于祛斑的激光设备有很多，不同的激光设备治疗次数也会有所不同，所以在治疗时可以咨询您的治疗医生。

**4. 激光祛斑能彻底治愈色斑吗？**

这个要因斑而异，譬如雀斑、太田痣一般都能彻底祛除，但是雀斑是一个与遗传有密切关系的疾病，因此治疗后日晒过度，有可能激发新的雀斑；老年斑治好后，随着衰老也可能有部分复发；至于黄褐斑，一般和内分泌紊乱有关，需要结合治疗原发疾病，可以结合中药内调，中西医综合治疗黄褐斑是未来趋势，单纯激光外治黄褐斑确实是有可能复发的。

**5. 激光祛斑会留疤痕吗？**

激光束面积小，并以毫秒、微秒，甚至皮秒的极短时间通过皮肤，对表皮的热损很小，多数通过表皮的激光不留疤痕，只到达病变的色素区域，对色素颗粒发挥作用，像二氧化碳激光精准作用皮肤的表皮，迅速碳化，愈后基本不留瘢痕，但是瘢痕体质的人群就要慎重。

**6. 激光祛斑治好以后还会反黑吗？**

激光祛斑之后的"反黑"，往往是激光治疗后再次出现的色素沉着，这是激光治疗的常见不良反应，发生机制目前并没有明确，多数专家都认为这个现象属于炎症后继发性色素沉着。一般建议激光治疗后要避免日晒，口服维C等，都能缓解色素沉着，即使出现色沉一般半年后也会自行消退。如果术后不注意防晒与皮肤护理，机体长期内分泌失衡，也有可能是再长出来的斑。

**7. 激光祛斑只要挑选高级的激光仪器和有经验的医师就可以吗？**

在激光祛斑治疗中，高级的激光仪器和有经验的医师固然重要，但是激光祛斑术后的护理，对确保疗效和减少复发也非常重要的。激光术后治疗部位可能出现不同程度的红肿，这种现象是正常的，只要及时做好冰敷，就可缓解；术后一周内不要使用化妆品，严禁使用阿司匹林和酒精（包括含酒精的护肤品），切忌挤压、摩擦治疗部位，防止继发感染。伤口结痂脱落后一定要做好防晒，饮食要清淡，作息要规律，术后两个月皮肤要做好充分的的保湿护理，必要时可以配合中药内服调理。

## 小贴士："黑脸娃娃"和"白脸娃娃"

"黑脸娃娃"是中国台湾女星大 S 在《美容大王 2》中推荐的美容项目，又叫"黑炭娃娃""柔肤激光"。其实就是一种激光美白方法，由于在治疗时要在面部涂有黑色碳粉，因此称之为"黑脸娃娃"。"黑脸娃娃"治疗时，面部涂有黑色碳粉，可以吸附皮肤下的污垢以及角质，再利用激光爆破，击碎碳粉，震出皮肤表面及毛孔中的污垢和角质，从而达到抑制皮脂腺分泌，消炎杀菌，收缩毛孔，美白嫩肤效果，由于激光不是直接作用在皮肤上，所以不必担心皮肤变黑及灼伤皮肤。

"白脸娃娃"其实就是"黑脸娃娃"的升级版，是在"黑脸娃娃"技术基础上经过改进发展起来的新一代激光美肤技术。亚洲最早在日、韩广泛流行，又叫柔肤激光技术，也属于非侵入性激光技术，不需要在面部抹碳粉，直接激光光束穿透真皮层，利用热效应刺激皮下胶原蛋白的增生，同时祛除黑色素，有一定的缩小毛孔、去除痘印、调整肤色不均匀、淡化色沉的效果。

## 第 28 节　善用中医膏方，秋冬滋补又养颜

很多女性会发现，一年四季中秋季是皮肤"最丑"的季节，因为经过一个夏天的暴晒，皮肤色沉会比较重，进入秋季以后，天气干燥，秋风萧瑟，皮肤缺乏水分，皮质分泌也会出现问题，皱纹也在慢慢出现。因此这一时期，皮肤状态很差，而且很多女性在这个季节，还出现了身体怕冷、手脚发凉等亚健康表现。中医认为，秋冬正是人体适合进补的时节，这些亚健康问题合理使用养生美颜的中药膏方补养，都能够事半功倍，所以，特给大家介绍几款实用美味的秋冬膏方。

**1. 桑葚玫瑰芝麻膏**

女性以血为本，一生要历经经、育、产、乳四个阶段，都需要耗伤身体的气血，充沛的气血是如花容颜的根本，气血不足或气血瘀滞，都会使女性容颜枯萎憔悴，甚至生出色斑，此膏方滋补肝肾，养血美颜，最适合青中年女性服用。

组成：桑葚 100g，玫瑰花 50g，黑芝麻 300g，枸杞子 100g，阿胶 30g 烊化，制作膏方。

其中玫瑰花作为药食两用的药物，味辛、甘，性微温，气味芬芳，具有理气解郁、化湿和中、活血散瘀的功效，能够行气活血，开郁养颜。桑椹能滋补肝肾，养血疏风，中医自古就有用它治疗肝肾精血不足的形容憔悴、皱纹色沉、须发早白、疲乏无力的记载。黑芝麻味甘，性平，有滋补肝肾、益精乌发、生津润肠的作用，最适合治疗肝肾精血不足的皮肤干燥、形容枯槁、须发早白、发干无泽，现代研究也发现黑芝麻富含天然维生素 E、卵磷脂和不饱和脂肪酸，是延年衰老，对抗动脉粥样硬化的佳品。再加上枸杞子滋补肝肾，益精明目，枸杞自古就是中医延年益寿的上品，现代研究证实，枸杞中含多种天然维生素、氨基酸，有防治疲劳、抗衰美容效果。中医对阿

胶的使用始于秦汉，至今已有两千多年的历史，是中国人传统的滋补、补血上品，用于血虚萎黄、眩晕心悸、心烦不眠、肺燥咳嗽，适合秋季使用。

这些药配伍使用，能有效起到滋补肝肾，养血美颜的作用，缓解秋季的美容健康问题。

**2. 百合二冬川贝膏**

北京入秋就干燥难当，很多人出现口干咽燥，皮肤干涩，甚至夜间干咳的症状，其实是因为秋季燥邪当令，燥火刑金的缘故，这些可以使用百合二冬川贝膏来防治。

组成：干百合 50g，川贝 20g，天冬 50g，麦冬 50g，沙参 30g，熟地黄 20g，生地黄 20g，陈皮 10g，茯苓 20g，桑叶 20g，制作膏方。

其中百合能润肺养阴，益心宁神，川贝润肺化痰，天冬被《神农本草经》列为上品，有清肺滋肾，滋阴降火的功效，据说"久服轻身益气延年"，现代药理研究发现，天冬富含 19 种氨基酸和多种低聚糖，确实有增强营养，润燥生津的功效。《神农本草经》对麦冬多有赞誉，称其能"美颜色，悦肌肤"，现代药理研究发现它含有多种甾体、黄酮、氨基酸、葡萄糖和维生素 A 等，口服能益阴生津，润燥养肤，对提高机体免疫功能、改善心肌缺氧等都会有效。生地黄可滋阴凉血，桑叶可清降肺气，茯苓、陈皮可健脾和胃，使整个膏方滋阴生津，补而不腻，发挥有效的治疗作用。

秋天是"养收"的季节，可以开始进补，以上两款膏方是适合多数人群使用的膏方，最佳的调养方法是找有经验的中医大夫，量身定制合适的膏方调养。

日常生活因为天气干燥，以清润平补为好，也可以多食凉润性平的食物，如梨、百合、银耳、莲子、藕、牛奶、豆浆、苹果、葡萄等，也可选择具有润肺养阴、益胃生津的中药如沙参、麦冬泡水饮用，健康的身体，美的容颜，来自精心的呵护，不要忘了祖国医学可以助您一臂之力。

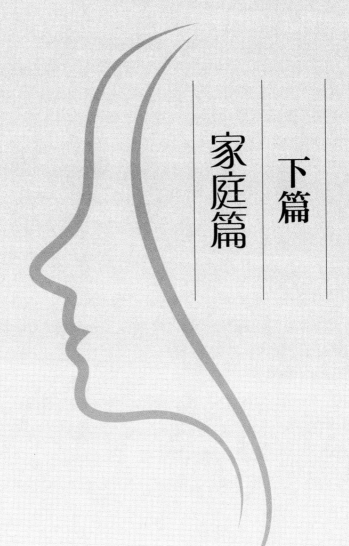

下篇

家庭篇

# 第 1 节　天然本草面膜
## ——简单有效的家庭自制中药美容面膜

## 舒缓祛痘面膜

### 1. 蜂蜜鸡蛋面膜

功效：祛痘、消炎、滋润。

原料：蜂蜜一勺，鸡蛋黄一个。

用法：将上述原料混合在一起，敷脸，大约 15 分钟后用温水洗净便可，痘痘肌 1 周 2 ～ 3 次，可有效清除油脂，缓解皮疹，消除红斑。

### 2. 绿茶菊花面膜

功效：祛痘、舒缓、紧肤。

原料：绿茶、菊花各 5g。

用法：将上述原料混合在一起，用养生壶水煎开锅 30 分钟后，放入压缩面膜，温润敷脸，大约 15 分钟后用温水洗净便可，痘痘肌 1 周 2 ～ 3 次，可有效缓解皮疹，清洁消炎。

## 美白消斑面膜

### 1. 酸奶柠檬面膜

功效：美白、祛斑、缩小毛孔。

原料：酸牛奶适量，柠檬半个。

用法：在适量酸牛奶中加入半个柠檬量的汁液，混合调匀后敷面，保留 15 分钟，然后用清水洗去，具有美白、消斑、收敛作用，长期坚持可消除面部色斑，收缩粗大毛孔，适用于干性皮肤和中年老化皮肤。

**2. 珍珠粉芦荟面膜**

功效：保湿、美白、祛斑、抗衰。

原料：芦荟 10g，珍珠粉 0.5g。

用法：取新鲜的芦荟去皮洗干净捣成汁，然后和珍珠粉调和而成搅拌均匀，敷脸 20 分钟，芦荟含有大量的维生素 A 以及维生素 E，能为皮肤补充足够的水分，是传统的修复肌肤的美容药物，珍珠粉能清除对身体有害的自由基，延缓皮肤老化及美白祛斑，一周敷脸 1～2 次，持之以恒，具有淡化皱纹色斑，提亮肤色，养颜抗衰的效果。

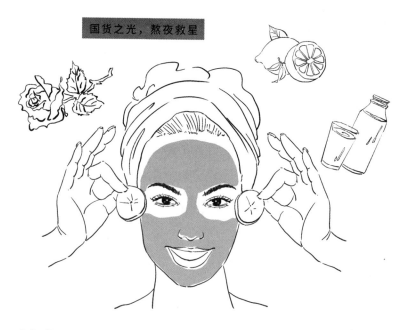

国货之光，熬夜救星

**3. 牛奶燕麦面膜**

功效：美白、淡斑、去角质。

原料：牛奶、燕麦各等分适量。

用法：先将燕麦磨成碎片，然后煮沸溶化，待冷却后兑入少许牛奶，混合洗脸去除脸上角质，在面部停留 10 分钟后，用清水洗净。由于燕麦片含蛋白质和丰富维生素，具有营养肌肤的功效，和牛奶同用，能祛除角质的同时，令皮肤光滑透亮，润泽美白。

**4. 柠檬橄榄油面膜**

功效：美白、淡斑、滋润。

原料：柠檬，橄榄油。

用法：用半个柠檬榨汁，橄榄油适量，混合均匀，直接涂抹在脸上，15分钟之后使用温水冲洗干净，柠檬富含维生素C，有美白、淡斑功效，橄榄油富含天然维生素，是传统的滋润营养皮肤的天然油脂。

# 保湿抗衰面膜

**1. 蛋黄橄榄油面膜**

功效：光滑、除皱、紧肤。

原料：鸡蛋黄1个，橄榄油适量。

用法：将蛋黄打散与橄榄油搅匀混合在一起，敷脸20分钟，1周做1次有助于减少面上干纹，营养肌肤令皮肤变得光滑。

**2. 土豆蛋黄面膜**

功效：保湿、消肿、除皱。

原料：土豆粉、生蛋黄、橄榄油适量。

用法：将土豆粉一匙，配半只生蛋黄，加橄榄油适量调和而成。涂于脸上即可。一周敷脸1～2次，持之以恒，可以消除颜面浮肿，还可以保湿润泽，祛除干纹，使皮肤紧致光滑。

**3. 玫瑰红茶面膜**

功效：除皱、祛斑、抗衰。

原料：玫瑰、红茶各5g。

用法：将上述原料混合在一起，用养生壶水煎开锅后，放入压缩面膜，温润敷脸，大约15分钟后用温水洗净便可，1周1～2次，红茶含有茶多酚，具有祛除自由基、抗衰老的作用，玫瑰活血养颜，透皮吸收，坚持敷面能养颜抗衰。

**4. 维生素 E 黄瓜汁面膜**

功效：滋润、保湿、抗衰。

原料：维生素 E 胶囊，新鲜黄瓜。

用法：新鲜黄瓜榨汁适量，维生素 E 胶囊一粒扎眼挤出液体，混合均匀，直接涂抹在脸上，20 分钟之后使用温水冲洗干净，能帮助锁住皮肤水分，达到滋润、保湿、抗衰功效。

# 第 2 节 吃的美丽又健康
## ——简单易做的家庭养生美容药膳

中医药膳养生，来源于传统的中医食疗，是以中医理论为指导，选择适当的药物与食材相配，通过特殊的烹调加工而制成的具有一定色、香、味、形的美食，予防病治病与养生保健于一体，中医养生美容药膳是中医养生药膳中最普及的一种，补气血、补虚损、补肾功效。

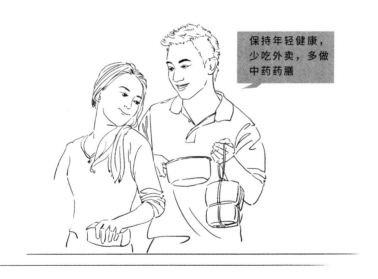

保持年轻健康，少吃外卖，多做中药药膳

## 补血养颜药膳

**1. 补血养颜粥**

材料：枸杞、花生、红豆、红枣、紫米、红糖各适量。

做法：将以上食材洗干净，花生要带红衣的，红豆和紫米需提前 3 ~ 4 小时浸泡，锅中加水，放入全体原料，大火水开后转中小火再煮 50 分钟即可。

很多女性都会出现头晕乏力，莫名暴躁，特别在经期发生，甚至出现憔悴长斑的情况。这往往是源于气血不足，补气养血粥可以起到滋补气血，美容养颜的功效，尤其适合经期的女性，可以补充血液的流失，还能暖宫和胃，养血安神。

**2. 桂圆莲子美容羹**

材料：桂圆 10 枚，莲子 30g，芡实 30g，薏仁米 50g，玫瑰 10g，冰糖适量。

做法：先将莲子、芡实、薏仁米用清水浸泡 30 分钟，再将桂圆肉一同放入锅内，用文火煮至烂熟加冰糖调味食用。

此羹用桂圆肉滋养精血，莲子补脾养胃，薏仁米、芡实健脾益肾，玫瑰芬芳养颜，是理想的补脾和胃美容药膳，经常食用有滋补强壮、白嫩肌肤、驻颜抗衰的作用。

**3. 阿胶蜜枣山药羹**

材料：阿胶蜜枣、山药。

制作：将山药洗净切成块，加入阿胶蜜枣，放入砂锅中煲煮至山药碎软，山药不燥、不腻，是药膳中不可或缺的角色，不只口感好，疗效更佳，作为古代名方"六味地黄丸"的首要药物，味甘、性平，入肺、脾、肾经，《本草纲目》归纳山药的功效为：益肾气，健脾胃，止泻痢，化痰涎，润皮肤。阿胶蜜枣能健脾养血，与山药联合使用，能够养血益气、健运和胃、止泻补虚、益肾美颜的功效。

**4. 十全大补营养汤**

材料：白条鸡 50g，白术 2g，猪肚 25g，云苓 2g，猪排骨 100g，白条鹅 25g，党参 2g，冬笋 20g，黄芪 2g，花生米 10g，大枣 2 枚，白芍 1g，肉桂 1g，熟地黄 1g，当归 1g，川芎 0.5g，甘草 0.5g，姜片 15g，葱段 25g，酱油 25g，花椒 5g，精盐 6g，料酒 25 克。

做法：将新鲜的鸡、鹅、肚、排骨剁成核桃块状，同冬笋、红枣、花生米一起放入砂锅内。把党参、白术等药材用纱布包好，再把花椒、大料等调料用纱布包好，放入砂锅内，加入清水约 50g，和葱、姜、酱油，砂锅上旺火烧开去浮沫，加入盐、料酒加盖改小火炖约 1.5 小时至熟烂，捞出即可。

　　本方来源于我国第一部由国家颁布的成药方典宋代《太平惠民和剂局方》，又名十全饮，这部书里收录的很多方子直到今天我们还在使用，十全大补汤就是其中一个流传较广的方子，是民间治疗气血不足、虚劳咳嗽、疮疡不敛、崩漏不止等病的汤剂中药。此方在韩国也很有名，我们经常可以在韩剧中看到人们用十全大补汤调理。"十全大补营养汤"精选肉料加入十味中药，小火慢炖，是药与食材的完美结合，不仅味道鲜美，而且富有营养，滋补身体，一般气血双虚，久病虚损，体质虚弱，五劳七伤，不进饮食，夜梦遗精，面色萎黄，脚膝无力，一切病后气不如旧，忧愁思虑伤动血气，喘嗽中满，脾肾气弱，五心烦闷，以及疮疡不敛，面黄乏力，容易怕冷，体内寒气较重的人群都可食用，"此药性温不热，平补有效，养气育神，醒脾止渴，顺正辟邪，温暖脾肾，其效不可具述"。有湿热内火的人群，斟酌使用，夏季用此汤剂需谨慎，除非极度虚弱，否则可能太过燥热。

## 补肾抗衰药膳

### 枸杞西洋参甲鱼汤

　　材料：甲鱼 1 只约 500g，枸杞子、西洋参、沙苑子各 20g。

　　做法：甲鱼去头及内脏，切块，枸杞子、西洋参、沙苑子洗净用纱布包好，共煮至甲鱼肉烂，去中药加调料，吃肉喝汤。

　　用于气阴两虚、肝肾不足的慢性疲劳、体质虚弱人群，表现为面色苍白无华，神疲气短乏力，双目无神，腰膝酸软，手足心热，女性月经量少，失眠多梦等。

## 补气扶正药膳

### 1. 三苏长寿茯苓粥

　　来源民间方，此药粥是宋代文学家苏轼的弟弟苏辙发现的。苏辙少时多病，夏则脾不胜食，秋则肺不胜寒，久服药不愈。一次，他在和朋友交谈中得知食茯苓可治此病，于是他按照朋友所说的食用了一年，果然痊愈了。此后，他认真研究《神农本草经》等医学著作，并制作了"茯苓粥"。后把此方告诉其父苏洵、其兄苏轼，全家服用。

材料：茯苓 30g，粳米 100g，红枣 10 枚，可酌加红糖。

制作：将红枣、茯苓，放入粳米内，加水温火煮烂，清晨空腹服。

适用于慢性肝炎、脾胃虚弱、腹泻、烦躁失眠等症强身健体、延年益寿。

茯苓性甘、淡、平，归心、脾、肾经，可利水渗湿，健脾安神，有健运脾胃、美白消肿作用，现代研究具有较强的利尿作用，能增加尿中的钾、钠、氯等电解质的排出。此外，还有镇静和降低血糖的作用，可以治疗肥胖、浮肿、痛风等。

**2. 参芪冬瓜鸡丸汤**

材料：鸡胸脯肉 200g，党参 3g，黄芪 3g，冬瓜皮 200g，料酒 10g，盐 3g，姜丝 5g。

制作：鸡脯肉打泥做肉丸，党参、黄芪同放在砂锅内，加水 500g，以小火炖至八成熟，余入冬瓜片，调味加料酒、精盐、姜丝，冬瓜熟透即可。

本汤鸡肉细嫩，汤清味美，其中所含的党参、黄芪、鸡肉能补中益气，冬瓜健脾利湿，消肿利尿，诸种原料配合具有补气健脾，轻身减肥之功效，经常食用本品，有补虚减肥作用，对乏力、倦怠、嗜睡、腹胀、食少、便溏、浮肿、虚胖者，尤为适宜。

**4. 花旗参鸡脚汤**

材料：花旗参，鸡脚，猪瘦肉，盐适量。

制作：将花旗参洗净后蒸软，切成片待用，鸡脚和猪肉洗干净后与所有的材料一起放入锅中煲煮 2 小时，出锅时加入点盐即可。

此道中药药膳营养丰富，补气养血，有美容丰胸的效果，鸡脚中含有大量的胶原蛋白可以抗皱养颜，还可促进人体胃肠蠕动，达到瘦身减肥效果。

# 后　记

我在大约四五岁的时候，因发热抽搐被收入院，多方检查最后诊断为急性肠道细菌感染并发脑病，从昏迷中醒来后，一天腹泻十几次，每天打着吊针。我们家不是中医世家，我母亲是北京药学院毕业的，但因为外婆对中医的热爱，在她的要求下，母亲找到一位老中医开了一剂2毛钱的中药，在哭闹中我被迫喝下又苦又甜（母亲加了蜜糖）的中药汁，腹泻就这样止住了。这次的发烧还给我留下腿脚不灵走路不稳的后遗症，康复过程中又加上了针灸理疗。我的父母认为我能够最终完好无缺，没有变成瘸子，是因为喝了中药，扎了针，从此无论大病小病，又苦又涩又难喝的中药成了伴随我从童年直到少年的"苦口良药"。

父母对中医中药的推崇在我高中毕业时达到顶峰，他们给我填报了我的第一志愿：福建中医学院。大学第一年，我曾经大着胆子给他们寄了一封信，抱怨他们没有考虑我的感受为我选择了专业。

时光流逝，从本科到硕士再到住院医生，最后出国落户纽约，作为中医针灸师，在美国30多年来谋生立命的手艺就是老祖宗流传下来的无价宝——中医药针灸。我不得不由衷地感谢我的父母当初为我做出的选择，让我成为一名有良好传统中医教育的中医针灸师。

海外中医针灸诊所接纳的许多病人是各方求医无解后抱着"背水一战"的心情来的，而中医针灸往往不负所望，"三根手指一根针"，为病家排忧解难。中医针灸不仅能够治疗急慢性痛症，而且注重人体自身的调理和人体的自愈力。中医独特的养生理念，受到越来越多当地民众的关注和喜爱，求医者中不乏减肥美体、美容减皱需求的。他（她）们的体重超标或因内分泌失调，或单纯的暴饮暴食，或生活起居不定，或熬夜，或三餐不定，或情绪不稳，作为针灸师不仅要用针刺调理脾胃，消食化滞，安神定志，还需要用言语指导病人吃什么，何时吃，如何吃，及如何抵制对美食的诱惑和控制获取甜食的欲望。运动方面根据病人的年龄及健康状态，帮助他们选择恰当、合适的运动方式等。对于寻求中医针刺美容的爱美之人，全方位的美容攻略包括了针雕、面部刮疗、面部易罐、面部理筋、中药食疗，还包括调理机体睡眠，消化，肝肾，卵巢等。

要成功地治好病人，首先要得到病人的信任，很多时候耐心地将中医思维，养生理念讲解给病人，如为什么产后坐月子不喝冰水（美国妇女产后喝冰水是常态），为什么中医有因人制宜，因地制宜之说，等等，这些都是取得病人信任的重要途径之一。对美容抗皱的病人，一定要和她们事先沟通，明确中医美容不是整容，是一种需要时间来调理和修复皮肤的方法。

有人问到，素来对针恐惧、怕痛的外国人，怎么会接受针刺治疗呢？这是因为"因人制宜"的美式针灸以几近无痛或微痛的进针方式让"望针生畏"的老外们欣然接受，进而得到针刺带给机体的正能量。所谓的美式针灸就是针具细，套管进针并以押手分散病人的注意力来达到进针无痛或微痛的目的；针的部位表浅，增加针数达到足够的刺激量，留针时间 20～45 分钟不等，室内安静舒适，以达到舒适化针灸治疗的状态。

这本"宝典"概括了中西医美的内容，它出自临床一线医生的经验，取之于临床，用之于临床。

苏红

2021 年 3 月于纽约